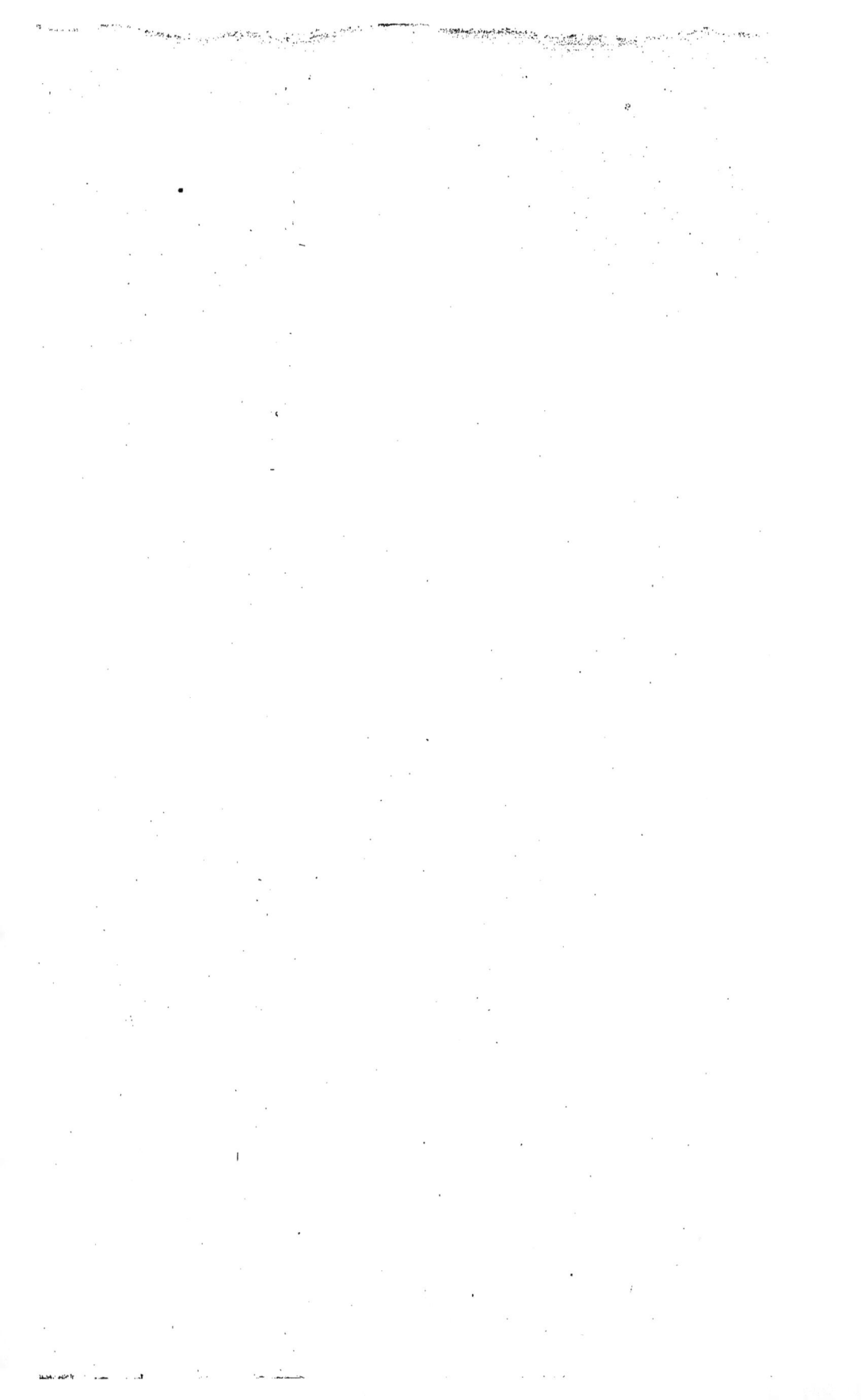

ATHOGÉNIE

DE

L'APPENDICITE

ACTUEL DE LA QUESTION

PAR

Eugène PETIT

DOCTEUR EN MÉDECINE

MONTPELLIER

TYPOGRAPHIE ET LITHOGRAPHIE CHARLES BOEHM

ÉDITEUR DU NOUVEAU MONTPELLIER MÉDICAL

10, RUE D'ALGER, 10

1897

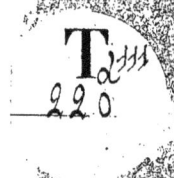

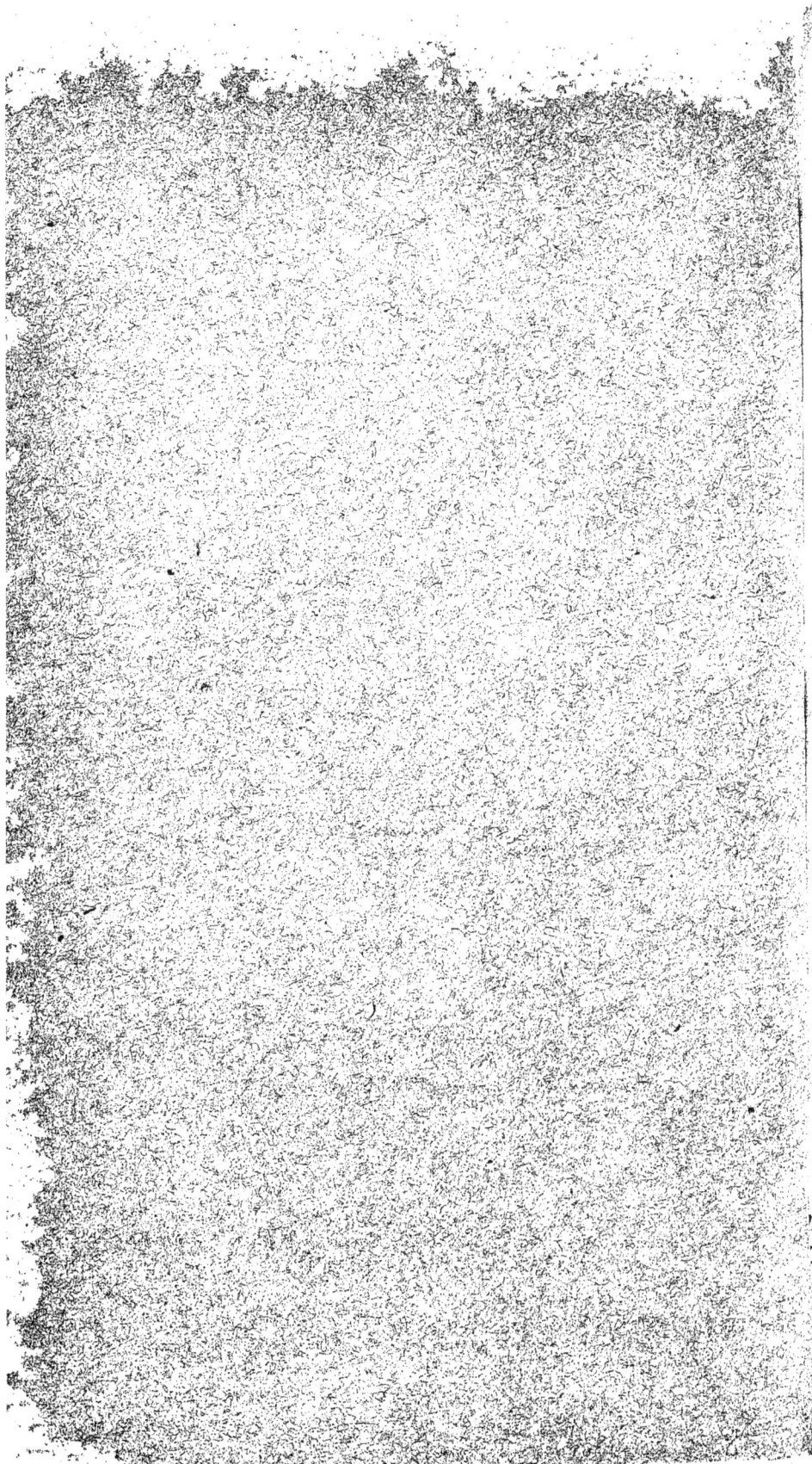

PATHOGÉNIE

DE

L'APPENDICITE

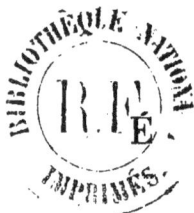

—

ACTUEL DE LA QUESTION

PAR

Eugène PETIT

DOCTEUR EN MÉDECINE

MONTPELLIER

TYPOGRAPHIE ET LITHOGRAPHIE CHARLES BOEHM

ÉDITEUR DU NOUVEAU MONTPELLIER MÉDICAL

10, RUE D'ALGER, 10

—

1897

A LA FAMILLE RUBEN

Eugène Petit.

A MON PRÉSIDENT DE THÈSE

Monsieur le Professeur DUCAMP

Professeur de Pathologie Interne

EUGÈNE PETIT.

A MES MAITRES

A MES AMIS

Pierre NOUVEL, les Drs PUIG-AMETLLER
et R. FONSÉCA

Eugène Petit.

PATHOGÉNIE DE L'APPENDICITE

ETAT ACTUEL DE LA QUESTION

INTRODUCTION

L'importante communication de M. le professeur Dieulafoy à
l'Académie de Médecine, le fait intéressant et la pathogénie
nouvelle qu'elle expose, ont de nouveau attiré l'attention sur
l'appendicite. Admise en principe et constatée en fait, l'appendicite passe au crible de la critique et de l'expérience. On discute
sur ses causes, sur sa pathogénie, on approfondit ses symptômes,
on cherche la formule du traitement. Nous en sommes à cette
période de condensation, de précision par laquelle ont passé
toutes les maladies en quelque sorte nouvelles, que la chirurgie
a isolées de lésions jusqu'alors confuses et mal définies. A l'édi-
fication de l'appendicite, médecins et chirurgiens ont également
contribué, et il est même remarquable de voir ici les médecins
devenus plus chirurgiens que les chirurgiens eux-mêmes.

Mais nous nous bornons dans ce travail à réunir, à condenser
dans une vue d'ensemble les faits saillants mis au jour dans les
nombreuses discussions relatives seulement à la pathogénie de
l'appendicite.

Nous ne nous occupons pas des faits indéniables où l'appendicite est consécutive à la tuberculose ou au cancer. C'est aussi

à dessein que nous laissons de côté la notion d'étiologie, que nul ne conteste, pour limiter notre travail à la seule étude de la pathogénie de l'appendicite. Que l'appendicite soit plus fréquente chez l'homme que chez la femme, chez les jeunes sujets que dans l'âge mûr, nul ne songera jamais à contester ces données irréfutables de la Clinique. D'autres points d'étiologie sont plus importants, parce qu'ils ne peuvent être séparés de la notion de pathogénie. Il importait peu cependant de leur consacrer un chapitre spécial, sous peine de tomber par la suite dans des redites inutiles, d'autant que ces répétitions n'eussent guère contribué à l'éclaircissement de cette question si débattue de la pathogénie de l'appendicite. Constitution du sujet, certains troubles des fonctions digestives, corps étrangers, anomalies de l'appendice : toutes ces causes seront comprises dans les discussions qui suivent.

Chapitre premier. — L'historique de l'appendicite, plus que l'étiologie, méritait nos égards : par elle nous commençons notre travail. Nous considérons, en effet, l'appendicite dans l'état actuel de nos connaissances. Il etait, pensons-nous, intéressant, sinon très utile, de remettre sous les yeux du lecteur, les diverses phases successives par lesquelles a passé l'affection qui nous occupe, de montrer surtout comment, avant d'être une, l'appendicite reçut des noms si divers : Typhlite, pérityphlite, appendicite n'étaient que des noms différents d'une seule et même maladie. Peu à peu les observations se multipliant, les faits se précisant davantage, on en vint à établir une distinction de plus en plus nette entre ces trois termes. Dès lors on eût pu se croire autorisé à ranger dans le cadre nosologique, d'une part l'appendicite, la typhlite et la pérityphlite de l'autre. Mais l'on ne tarda pas à tomber dans l'excès contraire, si bien que, de nos jours, nombre d'auteurs aussi autorisés les uns que les autres refusent à la typhlite tout droit d'existence et l'excluent totalement de la pathologie.

En effet, tandis que jusqu'en 1888, la typhlite stercorale avec sa conséquence ordinaire, la pérityphlite, occupaient la place unique dans la description des inflammations localisées de la fosse iliaque droite, tandis que l'appendice iléo-cæcal était par tous considéré comme une quantité à peu près négligeable ; actuellement, c'est le contraire qui paraît être l'expression exacte de la vérité. La typhlite est peu à peu dépossédée de son rôle en pathologie, au profit des lésions de l'appendice ; et si l'on en croyait même de nombreux auteurs (Dieulafoy, Talamon, etc.), la typhlite ne s'observerait jamais, au moins primitivement. C'est là certainement l'exagération d'un fait vrai : l'appendice a, de toute évidence, un rôle en pathologie, une importance souvent considérable ; mais ce fait de la fréquence de l'appendicite ne doit pas faire nier l'existence de la typhlite (Duplay) ; le seul droit que l'on ait, c'est de réduire celle-ci dans son étiologie et dans son importance nosologique.

Tels sont, en substance, les faits consignés dans notre premier chapitre.

Nous arrivons maintenant au cœur même de notre sujet, et nous analysons dans trois chapitres successifs, les trois théories actuelles émises pour expliquer la pathogénie de l'appendicite.

CHAPITRE II. — Théorie de la colique appendiculaire ou théorie de Talamon.

CHAPITRE III. — Théorie de la cavité close, ou théorie de M. Dieulafoy.

CHAPITRE IV. — Théorie de l'infection.

M. Reclus a voulu opposer à la théorie de M. Dieulafoy la théorie dite de la stagnation : nous l'analysons pour être complet ; mais nous avons préféré nous étendre dans deux chapitres distincts, à cause de leur intérêt pratique, sur deux autres points relatifs à la pathogénie de l'appendicite, et qui, dans les Sociétés savantes, ont donné lieu à de vives et intéressantes discussions ;

A savoir :

CHAPITRE V. — Rapports de l'entéro-colite muco-membraneuse avec l'appendicite.

CHAPITRE VI. — Rôle de l'hérédité dans l'appendicite.

Toutes les expériences, tous les faits contenus dans ce travail, nous donnent à l'heure actuelle une idée assez nette de l'appendicite. Les conclusions que l'on peut en tirer forment notre dernier chapitre.

CHAPITRE VII. — Conclusions.

Avant d'entreprendre cette étude, qu'il nous soit permis d'adresser nos plus vifs et plus sincères remerciements à M. le professeur Ducamp, à qui nous devons le sujet de cette thèse inaugurale. Que ce maître éminent veuille bien agréer aussi l'hommage de nos sentiments de profonde reconnaissance pour l'honneur qu'il nous fait, en acceptant la présidence de notre thèse, et pour l'accueil si sympathique dont nous avons toujours été l'objet de sa part.

Nous adressons aussi tous nos sincères remerciements au professeur agrégé, M. de Rouville, pour l'honneur qu'il nous a fait en nous livrant les résultats de ses remarquables expériences et pour les utiles conseils qu'il nous a donnés.

Nos hommages respectueux aux maîtres de cette Faculté, dont le haut et savant enseignement a si puissamment contribué à l'achèvement de nos études médicales.

CHAPITRE PREMIER

Histoire et Critique.

Du cadre confus de la typhlite stercorale, la chirurgie moderne a isolé l'appendicite. Jusqu'au commencement de ce siècle, l'appendice iléo-cæcal a pu être traité en paria. C'était, croyait-on, un organe insignifiant, d'une importance infime, sans usages, indifférent pour l'économie.

Différents auteurs, en effet, au nombre desquels il faut citer Masso, Morgagni, J. Hunter, Hallar, etc., avaient rencontré des sujets chez lesquels, ainsi que chez un grand nombre d'animaux, cet appendice manquait entièrement ou n'était remplacé que par un petit tubercule. D'autres, comme Portal, Zambecari, en avaient opéré, sur les animaux, la ligature et l'ablation complète, sans qu'il fût résulté de ces expériences le moindre dommage.

Enfin, on l'avait maintes fois, chez l'homme, trouvé plus ou moins dilaté par des matières fécales ou des corps étrangers, sans que rien, du vivant du sujet, eût pu faire soupçonner la plus petite lésion en cet endroit. De tels faits, on en convient, étaient bien propres à persuader que cet organe, en apparence si peu important pour l'anatomiste ou le physiologiste, ne méritait pas plus d'égard, sous le rapport pathologique. Aussi existe-t-il, dans les auteurs anciens, un silence à peu près complet sur le sujet.

Il y a dix ans à peine, l'appendicite était à peu près inconnue. Cependant on s'accorde aujourd'hui pour attribuer à Mestivier la première constatation d'une lésion de l'appendice iléo-cæcal.

Ce fut en 1759 que Mestivier publia, en effet, le premier cas authentique de perforation de l'appendice. Ce cas est tout spécial. Il s'agit d'un malade chez lequel on découvrit à l'autopsie, une épingle, incrustée de sels calcaires, dont la pointe avait perforé l'appendice.

Salques, un peu plus tard, 1771, faisait connaître un cas d'expulsion d'appendice par l'anus. Il s'agit ici d'un homme de 24 ans, qui fut pris d'accidents de péritonite. Une tumeur se forma dans la région iliaque droite. Après des alternatives de mieux et de pire, le malade expulsa, le quarante-sixième jour, « par les selles, tout le cæcum, avec son appendice en partie gangréné », et guérit. Vient alors Jadelot, en 1808, qui montre un appendice enflammé autour d'un lombric. Cinq ans après, Wegeler signale un cas d'appendicite stercorale : Un jeune homme de 18 ans, de forte constitution, meurt au quatrième jour d'une péritonite aiguë. A l'ouverture du cadavre, on reconnait que la cause de la péritonite était la gangrène du cæcum et de son appendice par accumulation de calculs stercoraux.

Enfin, en 1817, la *Gazette de santé* signalait un fait de même genre dans lequel les accidents avaient été déterminés par une noix de cacao.

Ce n'étaient là encore que des observations isolées, publiées comme recueils de faits, sans commentaire. Mais l'attention était éveillée et cela suffisait.

Dès 1824, Louyer-Villermay rapporte, devant l'Académie de médecine, deux nouveaux cas de péritonite mortelle, suite de gangrène de l'appendice cæcal. Le premier, il insiste sur la réalité de ces maladies, et fait pressentir l'importance, en pathologie, d'un organe auquel, jusque-là on n'en attribuait aucune. Cette première période se termine par le remarquable mémoire de Mélier, à qui revient l'honneur d'avoir définitivement fixé la science sur ce point. *Mélier* montre le rôle de la stase fécale ; celle-ci détermine la dilatation et l'inflammation de l'appendice, bientôt suivies d'engouement, de gangrène et de déchirure. Il insiste sur ce fait que, si les observations sont si rares, c'est que probablement on ne connaît pas assez la maladie et que beaucoup de cas passent inaperçus ; il prévoit même la possibilité de guérir le malade par l'excision de l'appendice. Nous devions insister sur ces faits pour montrer le rôle important joué par nos compatriotes dans l'étude de cette question véritablement née en France.

A partir de cette époque, observations et mémoires se multiplient. Dance (1828), Ménière 1828, et surtout Albers de Bonn 1839, publient sur la question d'importants travaux. Ces auteurs cherchèrent à établir que le point de départ de la lésion était le cæcum. La stase des matières provoquerait une inflammation des parois cæcales. L'inflammation pourrait à son tour provoquer des ulcérations et des perforations. Si la perforation se fait sur la face antérieure du cæcum, il y a péritonite, et la mort est la conséquence presque fatale de cette évolution ; si la perforation se fait en arrière, les matières fécales entrent en contact avec le tissu cellulaire de la fosse iliaque et en provoquent la suppuration. Grisolle, avec son grand sens clinique, s'est, dès le début, élevé contre la théorie d'Albers de Bonn, et contre le rôle qu'il faisait jouer à l'inflammation cæcale. Grisolle n'admet que deux lésions : la perforation de l'appendice ou le phlegmon de la fosse iliaque. Ce phlegmon peut, en raison de son voisinage, réagir sur le tube digestif et déterminer des troubles gastro-intestinaux. Ainsi, dans la conception de Grisolle les troubles gastro-intestinaux, la stase stercorale, sont des phénomènes secondaires.

Malgré les thèses de Bodart, de Favre, les travaux de Forges et de Leudet, malgré les communications de Biermer déclarant en 1879 que la pérityphlite est toujours la suite d'une perforation appendiculaire, causée par une concrétion stercorale ; malgré les recherches de Matterstock établissant le rôle des concrétions stercorales dans la pathogénie des accidents et la fréquence de ces accidents (1880), malgré les travaux de Talamon, 1882, la typhlite d'Albers gardait sa place dans le cadre nosologique. Ce fut un Américain, R. Fitz, de Boston, qui porta le coup décisif à la typhlite. Pour Fitz, les symptômes de la typhlite et de l'appendicite sont les mêmes, et de plus dans la majorité des cas opérés on observe des perforations non du cæcum mais de l'appendice. Il alla plus loin encore et déclara que la typhlite, la perityphlite, la péritonite appendiculaire ne sont que des variétés de l'appendicite. Il fut suivi dans cette voie par presque tous les chirurgiens américains ; par Sands, Mac Burney, Bull, Smith, Lewis, Cabot. En France même, M. Talamon dans une série de travaux dégageait les formes cliniques de l'appendicite et montrait comment les lésions de l'appendice provoquent secondairement les manifestations cæcales auxquelles on faisait autrefois jouer le rôle principal.

La question est dès lors mise à l'ordre du jour, et des travaux nombreux sont publiés en Angleterre, en Allemagne, aussi bien qu'en Amérique. Nous citerons les noms de R. Weir, Gaston, Seen, en Amérique; Fenwick, Trèves, en Angleterre; Matterstock, Mickulicz, Brenner, en Allemagne; Krafft, Gautier, en Suisse. En France, nous pouvons ajouter aux précédents les travaux de Nimier, de Broca, la thèse de Pravaz, de Lyon, l'excellente thèse de Maurin, et plusieurs autres, telle la thèse de Mlle Gordon, 1896.

Ce n'est plus le cæcum que ces auteurs trouvent malade et enflammé, c'est l'appendice. Ces idées se font jour parmi nous, et avant les travaux de Talamon, Maurin, en 1889, publie une thèse très documentée, dans laquelle il démontre le rôle pathogène des lésions de l'appendice dans la production des collections suppurées de la fosse iliaque. Dès lors, l'attention est éveillée, et attirée de ce côté ; les observations se multiplient, les faits s'accumulent. La typhlite perd chaque jour du terrain, l'appendicite en gagne davantage, si bien qu'aujourd'hui, de la typhlite il ne reste rien, et l'appendice absorbe, à lui seul, la pathologie entière de la fosse iliaque.

M. Dieulafoy est très explicite sur ce point : la typhlite n'existe pas. « Je suis absolument convaincu, dit-il, que c'est toujours à l'appendice et jamais au cæcum qu'il faut rapporter les symptômes et les accidents de tout genre qu'on mettait autrefois sur le compte de la typhlite ».

Déjà, en 1896 (*Médecine moderne*, 30 octobre), M. Talamon avait déclaré que « la typhlite primitive des auteurs est une maladie purement théorique ».

Un certain nombre d'auteurs à côté des précédents, sans nier la part prépondérante de l'appendice, persistent à décrire deux maladies ayant pour point de départ une affection de l'intestin de la fosse iliaque : l'inflammation du cæcum ou typhlite, l'inflammation de l'appendice ou appendicite.

C'est à Bazy, en France, que revient l'honneur d'avoir, en quelque sorte, exhumé la typhlite de l'oubli où on l'avait ensevelie. Bazy, dans une communication faite à la Société de Chirurgie, en 1895, essaie de prouver, par des observations personnelles, qu'à côté des faits dans lesquels la lésion primitive siège réellement sur l'appendice, il est des cas où il s'agit de lésions du cæcum et non pas de l'appendice. C'est ainsi qu'ayant eu l'occasion d'ouvrir un énorme abcès de la région lombaire, l'évacuation de la poche donna issue à des matières fécales trop volumineuses pour provenir de l'appendice, « L'anatomie pathologique démontre suffisamment, d'ailleurs, que le cæcum, comme l'appendice, peut parfaitement déterminer des accidents entièrement semblables à ceux que l'on décrit aujourd'hui sous la dénomination d'«appendicite».

Bazy, MM Millard et Laveran, M. Pozzi, ont noté des cas où des malades avaient été guéris d'une façon définitive, après la simple ouverture d'un abcès, sans ablation de l'appendice. D'autre part, on a vu les symptômes de l'appendicite persister après la résection de l'appendice ou après l'élimination spontanée de cet organe, comme dans l'exemple que M. Tuffier a cité dans une communication à la Société de Chirurgie.

Ces faits prouvent que la typhlite ne doit point encore disparaître du cadre nosologique ; c'est l'opinion de M. Poncet, de M. Duplay. La typhlite existe donc, et l'on peut affirmer qu'elle n'est pas extrêmement rare. Son existence est démontrée par des observations cliniques et anatomiques indiscutables, et il est impossible de ne pas lui conserver sa place à côté de l'appendicite. Il faut seulement en réduire le cadre à des proportions plus étroites.

CHAPITRE II

Théorie de la colique appendiculaire ou théorie de M. Talamon.

D'après M. Talamon, les scybales se forment dans le cæcum ; sous l'influence d'une contraction intestinale, un de ces corps étrangers s'engage dans l'appendice, y pénètre à frottement, et s'enclave à la partie supérieure de l'étroit canal. De là, deux conséquences : d'une part, oblitération de l'orifice de dégagement de l'appendice dans le cæcum ; de l'autre, compression des parois de l'appendice et gêne de la circulation des vaisseaux contenus dans ces parois.

L'oblitération de l'orifice entraîne comme conséquence l'accumulation des produits de sécrétion glandulaire de la muqueuse et la distension de l'appendice : la compression des vaisseaux amène la diminution de la vitalité de l'organe. Les microbes qui existent en permanence à la surface de la muqueuse, pullulent et se multiplient dans le liquide stagnant de l'appendice oblitéré comme dans un vase clos. Ces microbes, inoffensifs à l'état normal, et impuissants contre des éléments sains, triomphent sans peine de ces éléments privés du liquide sanguin nourricier ; ils envahissent et perforent la paroi. Mais si le calcul, au lieu de s'enclaver dans le canal, peut en être chassé par les contractions de la musculaire de l'appendice, on aura une crise passagère, une colique appendiculaire.

M. Talamon a émis cette théorie à titre d'hypothèse, en se

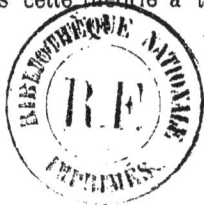

* 2

basant, d'une part, sur les signes cliniques qui rappellent par beaucoup de points la colique hépatique ou néphrétique, début brusque, douleurs locales, douleurs irradiées et paroxystiques, vomissements ; et d'autre part sur les constatations fréquemment faites de l'existence de corps étrangers dans l'appendice.

Deux faits ressortent de cette conception de M. Talamon : 1° le calcul est constant ; 2° il se forme toujours en dehors de l'appendice. Ces deux points sont contestables.

1° *Le calcul est constant.* — Le calcul n'est pas constant, puisque souvent on n'en trouve aucun vestige. Dans quelques cas sans doute, le corps étranger reste méconnu, il sort de l'appendice, se perd dans la suppuration péri-appendiculaire et s'élimine plus tard. Mais quand on enlève un appendice non perforé, et qu'il ne contient pas de corps étranger, force est bien d'admettre que celui-ci fait défaut. Or, d'après les relevés de Talamon lui-même, de Clarke et de quelques autres, il en est ainsi au moins dans 40 % des cas.

Il s'en faut d'ailleurs que les corps étrangers de l'appendice soient aussi fréquents qu'on le pensait autrefois. Les Américains et, entre autres, Levis, Stimson, Gerster, Kinnicutt, etc., ont toujours soutenu que les corps étrangers étaient une cause bien moins fréquente d'appendicite qu'on n'avait cru jusqu'alors. Il y avait là une cause d'erreur sur laquelle Rochaz a insisté dans sa thèse de Lausanne (1895) ; beaucoup de calculs en formation rappellent par leur forme les pépins ou les noyaux de fruits. Dès lors un diagnostic de corps étranger, porté d'après le seul aspect extérieur du corps doit être regardé comme suspect. M. Delbet (*Archives de méd.*, 1897) a vu, au cours d'une opération faite par M. Gérard Marchand, s'éliminer par l'incision un corps arrondi ayant la forme et la consistance d'un noyau de cerise : à la coupe, on put s'assurer que c'était un calcul stercoral.

Pour soutenir cette origine cæcale, M. Talamon s'appuie sur la forme arrondie des corps étrangers. Or, rien n'est moins constant que cette forme arrondie. Rochaz a démontré, au contraire, à l'aide de nombreuses observations tirées de la pratique de Roux, que les calculs ne se promènent pas ainsi dans le mince canal appendiculaire. Ils ont les formes et les dimensions les plus variées; leur volume atteint parfois celui d'un noyau de prune ; leur forme n'est pour ainsi dire jamais arrondie. Ils sont le plus souvent fusiformes, cylindriques ; il en est qui ont une forme allongée et remplissent l'appendice d'un bout à l'autre. Ils sont souvent multiples, s'articulant entre eux par des facettes d'empreinte. Comment admettre encore « l'enroulement» des matières dans le cæcum invoqué par Talamon ?

Leur composition chimique, pas plus que leur forme, ne s'accorde avec l'hypothèse de leur formation intra-cæcale. Ces calculs sont formés de plusieurs éléments qui entrent en proportion variable dans leur composition. Berlioz a examiné des calculs que lui avait remis le professeur Dieulafoy, et les résultats qu'il obtient sont conformes à ceux déjà obtenus par Volz, Butler et Pelet. On trouve dans ces calculs une matière organique stercorale brunâtre et des sels minéraux, surtout calcaires, cimentés par le mucus des glandes de l'appendice. Suivant la richesse des éléments inorganiques ou la prédominance des matériaux organiques, la consistance du calcul sera ferme ou molle, résistante ou dépressible. A la coupe, ces calculs se montrent formés souvent par des stratifications concentriques. Ils paraissent constitués de plusieurs couches apposées successivement autour d'un ou de deux noyaux centraux. C'est la preuve, ajoute M. le professeur Dieulafoy, d'un développement lent, d'un accroissement progressif par l'adjonction de couches organiques et minérales ; et cette disposition en couches concentriques ne peut se réaliser que dans un recessus séparé du tube intestinal.

Enfin, l'on peut opposer encore à la théorie de l'engagement,

la disposition anatomique de l'orifice d'abouchement de l'appendice dans le cæcum. L'orifice a rarement la forme en entonnoir,
signalée dans quelques observations ; la valvule de Gerlach le
rétrécit et rend difficile, impossible dit M. Dieulafoy, la pénétration des corps étrangers. Les corps étrangers volumineux tels que
les fragments d'os, les noyaux de prune, sont incapables de
pénétrer dans la cavité appendiculaire. Quant aux corps étrangers de petit volume, en admettant même qu'ils puissent franchir
l'obstacle que leur oppose la valvule de Gerlach, il ne faut pas
oublier que Clado et Dastre (Soc. de biol., 1892) ont démontré
que l'appendice est un organe sécréteur ; ces sécrétions auraient
donc pour effet d'entraîner ces corps étrangers.

D'ailleurs, la pénétration seule de matières fécales ne suffit pas
à provoquer les lésions de l'appendicite ni même ses symptômes.
Lafforgue, dans sa thèse (de Lyon, 1893), a examiné sur des
cadavres une longue série d'appendices et a rencontré, 88 fois
sur 100, des matières fécales dans la cavité appendiculaire, sans
qu'il y eût pour cela de lésions appréciables.

On conçoit que des corps étrangers puissent aussi s'arrêter
dans l'appendice sans déterminer de lésions ; le fait même de
Moriarta, celui de Mestivier, en nous montrant une appendicite
par corps étrangers incrustés de sels calcaires, nous obligent à
penser que ces corps sont restés longtemps bien tolérés. Certains
individus auraient à cet égard une tolérance surprenante. Par
exemple, le Dr Lewis (*New-York médical Journal*, 1856) rapporte
le cas d'un homme, grand chasseur et grand amateur de gibier,
qui mourut de vieillesse à 88 ans sans avoir jamais éprouvé
aucun symptôme du côté du cæcum, et à l'autopsie duquel on
trouva, dans l'appendice vermiculaire, 122 grains de plomb.

Nous pouvons aller encore plus loin dans notre argumentation ;
nous pouvons admettre même que les calculs et les corps étrangers provenant du cæcum s'engagent dans l'appendice. Eh bien,
même ici, le mécanisme invoqué par M. Talamon ne saurait être

admis. Le calcul n'est pas serré dans l'appendice ; souvent, au contraire, il est mobile, libre, dans la cavité purulente (Dieulafoy); le calcul ne détermine donc pas ordinairement de compression de la paroi et ne peut amener la gangrène par compression.

Trèves (Hunterian Lectures, *British med. Jour.*, 1885) avait déjà noté que la perforation de l'appendice ne siège pas au niveau du calcul, mais à distance au-dessous de lui. Les expériences de MM. Roger et Josué, et celles de Roux, parlent aussi contre cette théorie de Talamon.

Ces divers arguments sont péremptoires, et d'ailleurs, même en admettant la théorie de M. Talamon, comment expliquer tous les faits où l'on n'a pu noter la présence ni de corps étranger, ni de calcul ?

CHAPITRE III

Théorie du vase clos. — Théorie de M. Dieulafoy.

———

La théorie appendiculaire de M. Talamon est donc une théorie ruinée, abandonnée ; mais cet auteur avait émis cependant des idées toutes neuves, toutes personnelles, qui, à notre avis, furent trop oubliées, méconnues, et que nous inscrirons au début de ce chapitre.

Ce qui produit l'appendicite, disait M. Talamon, ce n'est pas le corps étranger, ce n'est pas la compression, l'obstruction du canal appendiculaire, c'est l'infection ! C'est la pullulation, la prolifération des microbes, qui composent la flore intestinale, c'est leur multiplication dans le liquide *stagnant* de l'appendice comme dans un *vase clos*.

Stagnation, vase clos : telles sont les deux expressions que nous retrouverons successivement dans la théorie de M. Dieulafoy et dans celle de M. Reclus. L'auteur lui-même, M. le Dr Talamon, a bien essayé de revendiquer ses droits, mais M. Dieulafoy lui répondit si sévèrement que nous ne croyons pas devoir y insister plus longtemps.

Quoi qu'il en soit, la théorie de M. Dieulafoy est bien différente de la précédente et l'évolution des lésions y est tout autre. — L'appendicite est toujours le résultat de l'oblitération du canal appendiculaire et de la transformation de la cavité de l'appendice en une cavité close. Lorsque le canal appendiculaire est oblitéré, les microbes de l'appendice qui, à l'état normal, étaient inoffensifs comme tous les microbes de l'intestin à l'état libre, ces microbes emprisonnés vont exalter leur virulence, ils vont devenir un foyer de polyinfection, dont le coli-bacille et le streptocoque sont les principaux agents : l'appendicite est constituée.

Cette transformation en cavité close du canal appendiculaire peut se faire sur un point quelconque du canal, dont la longueur et l'étroitesse se prêtent si bien à cette transformation.

Elle relève de plusieurs causes ; le mécanisme de l'oblitération du canal est variable.

Le plus souvent, l'oblitération partielle du canal appendiculaire et sa transformation en cavité close sont dues à la formation lente et progressive d'un calcul appendiculaire. Le calcul naît et se développe dans l'appendice ; il est une manifestation d'une maladie particulière, la lithiase appendiculaire, qui, dans la nosographie, a sa place marquée à côté de la lithiase urinaire et de la lithiase biliaire. Qu'un calcul se développe ainsi dans l'appendice, un jour viendra où, par le fait même de son développement, la cavité appendiculaire, isolée du reste de l'intestin, sera transformée en cavité close. Ce jour-là, l'appendicite sera constituée.

D'autres fois, la cavité close est la conséquence d'un bouchon muqueux, qui obture l'orifice de l'appendice, par un mécanisme identique à celui qui détermine l'oblitération des canaux biliaires dans les cas d'ictère catarrhal.

Enfin, dans quelques cas, elle est le résultat lent et progressif d'un rétrécissement du canal. Souvent même, plusieurs de ces causes se trouvent réunies ; le calcul appendiculaire et la tuméfaction infectieuse des parois apportent l'un et l'autre leur contingent à l'obstruction partielle du canal appendiculaire (Dieulafoy).

Telle est la théorie de la cavité close. Elle repose sur un principe, celui de la nocivité des microbes intestinaux emprisonnés derrière un obstacle ; elle comporte en outre l'application de ce principe à la cavité appendiculaire. Pour s'imposer à l'esprit, cette théorie demande la démonstration de deux points : *a*) l'exaltation de la virulence des microbes dans une cavité close ; *b*) l'obstruction de l'appendice.

1° EXALTATION DES MICROBES DANS UNE CAVITÉ CLOSE. — C'est le principe même de la théorie, ainsi que nous l'avons dit plus haut, et ce principe est fondé. Tous les faits s'accordent pour démontrer que les microbes inoffensifs du milieu intestinal deviennent virulents et pathogènes, qu'ils peuvent traverser les parois de l'intestin, lorsque celui-ci est étranglé et transformé en cavité close.

Dès 1889, au Congrès de Chirurgie, Clado avait présenté un remarquable travail clinique et expérimental sur l'infection herniaire. Il avait vu que les microbes de l'intestin étranglé, entre autres une bactérie spéciale, *bactérie de l'infection herniaire*, qui paraît bien être le coli-bacille dont toutes les transformations morphologiques sont encore mal connues, il avait vu, disons-nous, que ces microbes, dès le lendemain de l'étranglement, avaient pénétré dans le sac herniaire, sans qu'il y eût perforation.

Il avait pu suivre leur migration à travers les différentes couches de la paroi intestinale, et, de plus, il avait aussi constaté que la cavité péritonéale était envahie à son tour ; il avait enfin signalé la possibilité des accidents infectieux par généralisation des agents microbiens.

D'autres expérimentateurs n'ont pu, à leur tour, que confirmer ce qu'avait si bien constaté Clado. Mais, le plus remarquable travail sur ce sujet est dû à De Kiecki. Cet expérimentateur opère sur des chiens ; au moyen d'anneaux en caoutchouc, il étrangle une anse intestinale. Après vingt-quatre ou quarante-huit heures, les chiens sont morts ou sacrifiés ; l'anse intestinale étranglée n'est nullement perforée et cependant elle a donné naissance à une péritonite.

Voici les principaux faits qui ressortent de ces expériences :

Dans l'anse intestinale transformée en cavité close, il se produit une énorme pullulation des microbes habituels de l'intestin, et une forte exaltation de leur virulence. Ces microbes, *bacterium coli commune*, *streptococcus coli brevis*, etc., dans leur nouvel état pathologique, peuvent traverser la paroi intestinale non perforée et déterminer consécutivement une péritonite. Leur virulence est plus violente dans l'anse intestinale transformée en cavité close qu'elle ne l'est dans le péritoine·

« Ce n'est pas, dit-il, dans la cavité péritonéale qu'il faut chercher la clef de la question. Le coli-bacille et autres microbes qui forment la polyinfection arrivent dans le péritoine à travers l'anse pathologique, dans laquelle ils ont déjà subi des changements biologiques, qui exaltent leur propre virulence et la virulence de leurs toxines ».

L'expérimentation a permis de réaliser sur l'appendice lui-même les divers temps de l'appendicite par cavité close.

MM. Roger et Josué. par exemple, ont pratiqué la ligature aseptique de l'appendice chez le lapin, en ayant bien soin de ménager les vaisseaux. En même temps, ils injectent dans l'appendice quelques gouttes d'une culture virulente de coli-bacille: Dans ces conditions, les animaux succombent en une quinzaine de jours, et l'autopsie révèle une appendicite suppurée avec péri-appendicite.

Dans une seconde série d'expériences, ils placent seulement à la base une ligature aseptique au catgut. Trois mois après, l'animal est sacrifié. L'appendice isolé par la ligature est transformé en une poche kystique, ne communiquant plus avec le reste de l'intestin, et renfermant un pus épais dans lequel on retrouve, à l'état de pureté, le coli-bacille.

Ils en concluent, à juste raison, qu'il a suffi d'empoisonner les microbes de l'appendice « pour transformer les microbes inoffensifs de l'intestin en agents pathogènes».

Les expériences entreprises par M. Gervais de Rouville, professeur-agrégé de notre Faculté, sont la confirmation des précédentes. A deux lapins, on fait, le même jour, la ligature aseptique à la soie de l'appendice à la base. L'un de ces animaux, que nous appellerons A, meurt le quinzième jour ; on trouve les lésions suivantes : « Les anses intestinales apparaissent très vascularisées, le péritoine est enflammé dans sa totalité et recouvert de dépôts purulents ; autour de l'appendice, existent des adhérences péritonéales, limitant des poches péri-appendiculaires pleines de pus. L'appendice, très augmenté de volume, a une coloration jaunâtre ; ses parois amincies, sont flasques et légèrement distendues par une collection purulente ; en le comprimant légèrement, on détermine la sortie du pus par un orifice anormal, arrondi, à bords déchiquetés et offrant les dimensions d'une tête d'épingle, qui siège à 3 millim. environ au-dessous de la ligature, sur la paroi droite de l'appendice ».

Le deuxième lapin, B, est encore bien portant au dix-huitième jour ; il est sacrifié. Il n'y a pas de péritonite ; l'appendice a doublé de volume ; il est libre d'adhérences et transformé en une poche distendue par un liquide purulent. Dans ce pus, on retrouve le coli-bacille et un autre bacille très grêle et beaucoup plus long que ce dernier. Mais le coli-bacille domine ; sa virulence est très prononcée : 1 centim. cube de culture injecté à un lapin le tue en quelques heures ».

2° OBLITÉRATION. MÉCANISME DE L'OBTURATION DE LA CAVITÉ. — Nous devons distinguer, ainsi que le fait remarquer M. le professeur Dieulafoy, les appendicites calculeuses et les appendicites non calculeuses. M. Dieulafoy admet que les calculs naissent et se développent dans l'appendice ; ce fait semble être établi par les recherches de Rochaz.

Il admet que c'est le développement progressif du calcul qui amène un jour l'oblitération de la lumière de l'appendice et la transformation de l'appendice en cavité close. Un calcul non oblitérant peut, en effet, être toléré dans la cavité de l'appendice ; les expériences de Roux l'ont bien prouvé. Les accidents ne surviennent que lorsqu'il y a oblitération de la cavité appendiculaire par accroissement progressif du volume du calcul.

Voici, d'ailleurs, une expérience de M. de Rouville qui se rapproche assez des conditions normales pour bien prouver que c'est, en effet, le développement progressif du corps étranger qui finit par oblitérer la cavité. M. de Rouville introduit, dans l'appendice d'un lapin, un corps étranger susceptible d'augmenter de volume à la manière d'un calcul, une tige de laminaire. L'inflammation prend naissance au moment où la laminaire gonflée oblitérait la lumière du canal appendiculaire. (Soc. de Biol., nov. 1896).

Quant aux appendicites non calculeuses, voici ce qu'en dit M. Dieulafoy ; c'est sous l'influence d'une inflammation non calculeuse, c'est par tuméfaction de la muqueuse et des parois que le canal appendiculaire est oblitéré à son orifice ou en un autre point de son parcours, exactement comme est oblitérée la trompe d'Eustache au cas d'otite. Il est enfin des cas où un rétrécissement fibreux se forme lentement sur une des parties du canal appendiculaire. Tel était le cas publié par Achard (Soc. méd. des hôpitaux, 1894, pag. 793) ; l'appendicite avait abouti à la perforation de l'appendice, à un foyer de pérityphlite, à des abcès aréolaires du foie, et cependant il n'existait aucun calcul ; le foyer infectieux appendiculaire était consécutif à l'oblitération de l'orifice du canal par un tissu d'apparence fibreuse.

Tel était aussi le cas publié par Rendu (Soc. méd. des hôp. 1896, n° 4, pag. 81) ; l'appendicite purulente avait été provoquée, non pas par des calculs, il n'y en avait pas trace, mais « par une sorte de froncement fibreux, qui séparait l'appendice malade du cæcum sain » ; en sectionnant ce dernier, il fut facile de voir que la communication de l'intestin avec l'appendice était absolument oblitérée. Nous pourrions y joindre les deux cas de

Routier (Soc. de chir. 1896, pag. 436), les deux appendices étaient oblitérés à leur base et ne renfermaient pas de corps étrangers. Rappelons enfin que l'oblitération de l'appendice peut être la conséquence d'une simple soudure.

Trèves rapporte un cas qui met bien en évidence l'importance des déviations de l'appendice. Ayant trouvé, au cours d'une opération, un appendice dévié et douloureux, il se contenta de le redresser et de le fixer dans sa nouvelle situation. Cette intervention guérit radicalement le malade. De même, des chirurgiens opérant pour des appendicites à rechute, ont dû souvent se contenter de libérer l'appendice, et cette intervention a suffi pour faire disparaître les accidents.

Des faits qui précèdent nous pouvons conclure que la théorie du vase clos mise en avant par M. Dieulafoy et si brillamment soutenue, défendue par son auteur est inattaquable. Mais M.Dieulafoy a inscrit en tête de ses conclusions : *L'appendicite est toujours le résultat de la transformation du canal appendiculaire en une cavité close.* C'est contre l'absolu de cette formule que se sont élevés la plupart des auteurs à l'Académie de Médecine aussi bien qu'à la Société de Chirurgie.

Voyons leurs objections : MM. Le Dentu, Laveran et Poncet, dans plusieurs communications à l'Académie de Médecine, et, plus tard M. Brun (*Presse médicale*, 1896), soutiennent que l'oblitération de la cavité est le plus souvent non la cause, mais la conséquence de l'appendicite. « L'occlusion temporaire ou permanente de l'apppendice, dit M. Poncet, ne saurait être considérée comme la condition *sine qua non* de la colique et du phlegmon appendiculaire. Les rétrécissements, constatés sur des appendices enflammés, sont la plupart du temps le résultat et non la cause de l'appendicite plus ou moins ancienne».

M.Poncet rapporte, d'autre part, les faits consignés dans la thèse d'un de ses élèves, M. Lafforgue. Dans ce travail, cet auteur a rapporté plusieurs observations d'appendices kystiques, d'appendices transformés en kystes muqueux par rétention, à la suite d'obstruction, de rétrécissements ; enfin, «il a signalé l'oblitération totale et définitive de l'appendice, toutes observations constatées à l'amphithéâtre chez des sujets qui n'avaient pas eu de symptômes appendiculaires, et chez lesquels l'autopsie ne révélait pas de lésions péri-appendiculaires. Et la conclusion qui s'impose, c'est que, chez des sujets sains, la cavité de l'appendice peut être partiellement ou totalement oblitérée sans qu'il y ait appendicite ; un appendice à cavité close est donc loin d'être fatalement voué à l'inflammation.

M. Brun, s'appuyant sur l'analyse de vingt observations, conclut dans le même sens que M. Poncet ; la transformation de l'appendice en cavité close ne doit pas être considérée comme la cause même de l'appendicite, et cela pour deux raisons : la première, c'est qu'on peut observer des exemples incontestables d'appendicites infectieuses causées par des lésions purement pariétales, sans oblitération de la lumière du canal appendiculaire, la seconde, c'est que la transformation de l'appendice en cavité close est habituellement observée sur des appendices extirpés à froid, en dehors de toute apparence d'infection.

En résumé, pour ces auteurs ; a) il y a des cavités closes sans infection ; b) il y a des appendicites aiguës sans cavité close.

a) *Il y a des cavités closes sans infection.* — Les faits relatifs à cette objection peuvent être rangés dans deux catégories distinctes ; ce sont ou des appendices enlevés à froid, ou des appendices étranglés dans une hernie.

Dire appendicite chronique, appendicite à répétition, c'est affirmer chez le malade un passé pathologique, en général aigu : le malade a eu une ou plusieurs attaques. On trouve dans ces appendices les lésions les plus variables, et, assez souvent un rétrécissement fibreux, qui oblitère la cavité : celle-ci est distendue par du pus. Les lésions embryonnaires ont formé un tissu de sclérose, et le pus, emprisonné par derrière, demeure la trace évidente d'une première attaque, foyer mal éteint et susceptible par instants de causer des douleurs ou de devenir le point de départ d'une attaque nouvelle. Les mêmes phénomènes s'observent dans les salpingites, dans les collections chroniquement enkystées et susceptibles de transformations successives. L'oblitération de l'appendice est donc ici la conséquence d'une première attaque, et ne peut-on pas dès lors admettre qu'elle est une lésion en voie de guérison, qui permet à la phagocytose d'achever son œuvre? Un jour viendra, où cet appendice ne contiendra plus qu'un pus stérile ou tout au moins peu septique, alors que, d'autres fois, le même appendice sera le point de départ de nouvelles poussées douloureuses, l'infection plus ou moins latente pourra se réchauffer, et on assistera à des récidives, à des poussées aiguës.

En présence d'un appendice ainsi transformé, il est donc impossible de dire quelle a été la lésion initiale, et, bien que nous considérions l'oblitération de la cavité comme la conséquence de la première attaque, on ne saurait dire que ces cas peuvent être objectés à la théorie de la cavité close, parce que la première attaque a pu reconnaître un autre mécanisme d'oblitération, actuellement disparu.

Il est des observations où l'on mentionne des appendices dont la cavité est close et pleine de pus, sans qu'à aucun moment se soient manifestés les signes d'une attaque aiguë. L'oblitération s'est établie lentement, insidieusement ; il n'y a rien dans le passé qui révèle une infection générale. Ces faits (*Gazette méd.*, Paris, 1896) ont été cités par Poncet, observés par Rendu. Dans tous ces cas, l'appendice était bien transformé en cavité close, et il n'y avait eu que des symptômes atténués d'appendicite, au point que le malade n'avait gardé le repos qu'un jour. Et l'on en a conclu que la cavité close n'entraîne pas nécessairement l'appendicite. Cependant il y avait du pus dans l'appendice. M. Dieulafoy affirme bien que toute appendicite aiguë résulte d'une oblitération cavitaire, mais il n'est pas prouvé que toute oblitération cavitaire entrainera forcément et fatalement l'appendicite aigue avec tout son cortège d'infection suraiguë, de perforation et de péritonite. Ce serait refuser à l'appendice et, partant, à l'organisme tout entier, le droit de défense. MM. Roger et Josué ne l'ont-ils pas d'ailleurs montré par leurs belles expériences : la ligature de l'appendice n'a pas toujours déterminé la perforation ni la péritonite. Les lésions ont évolué parfois plus insidieusement, l'appendice était seulement plein de pus, parce que sans doute l'appendice, jusqu'alors indemne, était capable de résistance.

Ainsi qu'on peut s'en assurer par ce qui précède, ces faits prouvent simplement que la cavité close peut exister sans appendicite aiguë ; ils ne prouvent pas du tout que l'appendicite aiguë ne résulte pas d'une cavité close.

La deuxième catégorie d'objections relatives à la théorie de la cavité close se trouve dans les faits rapportés par M. Guinard à la Société de Chirurgie, le 15 juin 1896. Une femme, âgée de 45 ans, portait depuis deux ans une hernie crurale droite qui était parfaitement réductible et qu'elle contenait ordinairement par un bandage.

Le 3 mai, au moment de se mettre au lit, elle retire son bandage ; sa hernie sort, elle essaie de la réduire, ne peut y réussir, ce qui ne l'empêche pas de se coucher et de dormir. Le lendemain et cinq jours durant, elle avait pu continuer à vivre comme d'habitude, lorsque, le 8 mai, inquiète de ne pouvoir rentrer sa hernie, souffrant, en outre, de quelques tiraillements dans le ventre, elle se décide à entrer à l'hôpital.

Le 9 mai au matin, M. Guinard trouve la malade dans l'état suivant : pas de symptômes généraux, température et pouls normaux, pas de vomissements, pas de ballonnement du ventre ; elle a eu une selle la veille, et a rendu des gaz par l'anus. Localement, petite tumeur crurale du volume d'une petite noix, mate à la percussion, dure, douloureuse». A l'opération, on trouve l'appendice iléo-cæcal enserré dans un orifice herniaire, et l'on constate deux anneaux marquant la place où le canal appendiculaire était nettement oblitéré. Au delà du point étranglé, l'appendice était dilaté, et présentait le volume d'une amande. Ces lésions avaient donc évolué du 3 au 9 mai, sans s'accompagner à aucun moment de phénomènes généraux d'intoxication, et M. Guinard en conclut que la rétention des produits appendiculaires n'a pas fatalement pour conséquence la pullulation microbienne et l'exaltation de virulence des microbes invoquée par M. Dieulafoy pour expliquer l'apparition de l'appendicite et de la péritonite.

Voilà une malade, dit M. Guinard, qui a gardé six jours durant un appendice *absolument clos* sans avoir d'appendicite.

Comment, répond M. Routier, M. Guinard sait-il que cette femme a gardé six jours son appendice *absolument clos* ?

Est-ce d'après les symptômes qu'elle a présentés ? Or, il a soin de nous dire qu'ils étaient nuls. Cette hernie s'est montrée irréductible, c'est vrai ; mais peut-on dire d'une semblable hernie qu'elle était étranglée quand la personne qui la porte vaque à ses occupations ordinaires en conservant son appétit, en allant à la selle, en émettant des gaz par l'anus ? M. Guinard va encore plus loin et déclare, à propos des expériences de de Klecki, que ce qui est vrai pour l'intestin ne l'est pas pour l'appendice. Mais dans ses dernières expériences communiquées à la société de biologie le 9 novembre 1896, M. G. de Rouville a fait justice de cette fausse assertion en montrant que *l'oblitération incomplète* de l'appendice ne provoquait aucune réaction pathologique, tandis que son *occlusion parfaite* amenait toutes les lésions de l'appendicite et de la péritonite concomitante.

On ne saurait donc dire qu'aucun de ces faits concernant « des cavités closes sans infection » légitime les conclusions qu'on en tire : ils ne prouvent rien contre la théorie défendue par M. le professeur Dieulafoy.

b). *Il y a des appendicites sans cavité close.* — En face des cas que nous venons d'examiner il en est d'autres dans lesquels on n'observe ni déviation ni oblitération de l'appendice et où cependant des symptômes d'appendicite éclatent.

Ici l'objection est plus sérieuse. Un individu est en pleine période aiguë de son appendicite : on résèque son appendice ; il est encore intact. On l'examine attentivement, on sonde très soigneusement son calibre ; il est perméable, ne contient aucun corps étranger, aucun rétrécissement, aucune trace d'oblitération. Ainsi, sur 15 cas examinés avec beaucoup de soin, M. Poncet trouve 5 fois que l'appendice était « rectiligne, sans déformation d'aucun genre. Il était indemne de toute flexion, de tout rétrécissement, il communiquait à plein canal avec le cæcum et l'on ne trouvait dans sa cavité aucun corps étranger ».

Dans la *Province médicale*, M. Gayet, interne des hôpitaux, cite le cas d'un appendice réséqué par M. Jaboulay, chez un sujet de 19 ans. Ce dernier avait présenté de nombreuses crises appendiculaires à 15 ou 20 jours d'intervalle, traitées médicalement jusqu'à la crise qui a nécessité l'intervention chirurgicale.

L'appendice était fixé au cæcum par des adhérences anciennes et récentes, qui furent débridées après la section de l'appendice turgide, dilaté vers le cul-de-sac par une cavité à forme ampullaire. Il fut incisé, et l'on constata qu'il n'y avait aucune obstruction, ni calcul dans sa lumière.

M. Dieulafoy répond que la cavité close n'est pas constituée toujours à titre définitif ; l'oblitération du canal appendiculaire qui la réalise peut disparaitre. Que la muqueuse soit seulement gonflée et tuméfiée, et au moment de l'opération, sous l'influence de la décongestion produite par l'acte opératoire lui-même, la tuméfaction disparait, et il n'en reste plus trace. Ce n'est évidemment là qu'une hypothèse, puisqu'aucun fait n'a encore permis de constater la disparition de ce bouchon muqueux.

Evidemment ces objections sont de grande valeur et nuisent à ce qu'il y a d'absolu dans la théorie de la cavité close : mais il faut être très réservé sur les faits cliniques produits contre elle. Routier fait remarquer que certains chirurgiens passent un stylet dans la cavité, d'autres font durcir les pièces ; ces manipulations font disparaître la sténose due souvent à un simple gonflement muqueux. Enfin Routier a noté que chaque fois qu'il a essayé, avant d'enlever un appendice, d'en exprimer le contenu, il n'a jamais pu arriver à vider l'appendice, qui est resté dur, tendu, rigide.

CHAPITRE IV

Théorie de l'infection.

———

Nous avons examiné précédemment les diverses objections faites à la théorie de la cavité close. Les uns lui opposent les cas où l'appendice a été trouvé oblitéré partiellement et transformé en cavité close sans que des phénomènes morbides aient éclaté.

Tous ces faits prouvent simplement, ainsi que le déclare M. Pozzi, qu'il y a eu lutte entre l'organisme et le microbe exalté, et que l'organisme a triomphé.

Les chirurgiens savent que les salpingites évoluent souvent ainsi ; il y a bien eu appendicite par cavité close; mais l'appendicite a pu guérir. Ces faits prouveraient aussi que l'appendicite par cavité close n'est pas fatalement mortelle. On ne saurait donc dire qu'aucun d'eux légitime la conclusion qu'on en tire ; ils ne prouvent rien contre la théorie de la cavité close.

Mais en face des cas précédents nous en avons cité d'autres d'une bien plus grande valeur ; ce sont ceux dans lesquels on n'observe ni déviation, ni oblitération de l'appendice et où cependant des symptômes d'appendicite éclatent. Ces faits résument l'objection la plus sérieuse opposée à la théorie de M. Dieulafoy; il y a des appendicites sans cavité close.

Ce n'est donc pas l'occlusion seule, l'occlusion plus ou moins complète de la cavité appendiculaire qui préside au développement de l'appendicite. Il y a une autre cause: c'est l'infection. L'infection relève du terrain : « elle est le *primum movens* de lésions qui peuvent parcourir toute la gamme de la virulence, depuis le simple épaississement inflammatoire (l'infection ulcéreuse, l'appendicite catarrhale) jusqu'au sphacèle rapide ». Ces arguments ont été reproduits à la Société de chirurgie. Ils sont absolument justes, mais ils ne montrent qu'une chose, c'est que la théorie de la cavité close ne s'applique pas à tous les cas. Le professeur Dieulafoy n'a pas oublié le rôle considérable que joue l'infection dans l'appendicite. Ce qui a induit en erreur, c'est que M. le professeur Dieulafoy, voulant, sans doute, attirer l'attention sur sa théorie nouvelle, a inscrit au nombre de ses conclusions : « L'appendicite est toujours le résultat de la transformation de l'appendice en vase clos ». Mais en lisant attentivement son mémoire, fait très justement remarquer M. Delbet (*Archives de méd.*, mars 1897), on se rend compte que M. Dieulafoy est, au fond, beaucoup moins absolu, et que la théorie de l'infection est parfaitement admise.

On lit, en effet, dans le (*Bulletin de l'Acad. de Méd.*, 1896, p. 266, 3e alinéa) : « Il s'agit, en pareil cas, d'une infection locale, que les chirurgiens américains avaient nommée, faute de mieux, *appendicite catarrhale* ».

Il est, par conséquent, inutile de soulever ici une discussion qui n'a pas sa raison d'être, d'autant plus que les recherches de Galippe nous ont appris que les calculs biliaires et urinaires sont souvent d'origine microbienne et qu'on pourrait admettre également que les calculs appendiculaires sont de même le résultat d'une première infection atténuée.

D'autre part, Pilliet et Coste ont eu l'occasion d'examiner des appendices malades, et ont constaté des lésions d'appendicite folliculaire caractérisée par la surcharge des follicules, due à l'envahissement des leucocytes, à la nécrose de ces leucocytes et des cellules centrales du follicule, à l'encapsulement de ce même follicule par une accumulation de cellules inflammatoires. Ces altérations peuvent progresser et amener l'oblitération de la

lumière de l'appendice, elles peuvent ensuite aboutir à l'ulcération destructive et à la perforation.

MM. Siredey et Leroy (*Presse méd.*, 9 juin 1896) ont confirmé
dans ses grands traits l'existence de cette folliculite. Ces auteurs
ont vu également, dans certains de leurs cas, des altérations des
glandes muqueuses. C'est que l'on a jusqu'ici attribué une part
prédominante aux conditions anatomiques toutes particulières qui
font de l'appendice un diverticule isolé, avec une circulation
défectueuse, un calibre étroit. On n'a peut-être pas assez considéré que la structure de l'appendice présentait aussi des diffé-
rences accentuées avec le reste de l'intestin, et devait jouer un
rôle dans la pathologie de l'appendice. La richesse de l'appendice
en follicules clos est extrême, et en fait un organe important de
phagocytose. L'examen des pièces fraîches montre d'ailleurs une
localisation initiale ou au moins prédominante au niveau de ces
follicules lymphatiques, et l'assimilation de l'appendice à
l'amygdale, l'analogie de l'appendicite avec l'amygdalite, que
MM. Legendre, Brun et Goluboff ont invoquée, n'est pas à rejeter.
Si l'appendicite puise dans certains cas les éléments de son
infection dans le contenu normal et devenu pathogène de sa
cavité, il peut aussi recevoir par ses vaisseaux des éléments
pathogènes puisés ailleurs, sur un autre point de la circulation.
Le fait est vrai pour la tuberculose ; ce qui est vrai pour le bacille
de Koch peut l'être aussi pour les autres microbes pathogènes ;
les expériences récentes de Beaussenat l'ont nettement établi
(*Soc. anat.* 1897).

Donc sous l'influence de causes multiples et, disons-le, mal
connues, il se fait une infection de l'appendice. L'agent habituel
de cette infection appendiculaire est le coli-bacille. Laruelle, dès
1889, avait montré que ce microbe était l'agent pathogène des
péritonites par perforation. Les recherches de Barbacci (*Lo Spé-
rimentale*, 1891, n° 75, Frankel, de Malvoz, de Welch, de
Macaigne) contribuèrent encore à accentuer le rôle de ce bacille

dans l'appendicite. Adenot, Fowler, Macaigne, Hodenpyl, ont publié le résultat de nouvelles recherches ; toutes démontrent la présence du coli-bacille dans le contenu de l'appendice, dans ses parois ou dans les exsudats péritonéaux. Cependant le coli-bacille n'est pas toujours trouvé seul ; dans les examens sur lamelles, on trouve souvent, à côté de lui, tous les microbes qui composent la flore intestinale, et parmi ceux-ci, le streptocoque, le staphylo-coque, le pneumocoque. Il est difficile de définir quel est de ces agents pathogènes celui qui a été le facteur de l'appendicite. Cette difficulté est d'autant plus réelle que dans les cultures on voit souvent le coli-bacille étouffer le développement des colonies streptococciques et prendre par rapport à ces dernières un déve-loppement prédominant et excessif. Il est donc possible qu'on ait attribué au coli-bacille une influence prépondérante qui apparte-nait au streptocoque seul. Mais les cas dans lesquels on ne retrouve qu'un seul agent pathogène ne permettent aucune hésitation. Le coli-bacille est l'agent habituel de l'appendicite. A côté des infections coli-bacillaires, il y a cependant des appendicites à streptocoques, à staphilocoques.

Cette infection, quoi qu'il en soit de l'agent pathogène, peut être violente dès le début : des phénomènes de péritonite éclatent aussitôt, sans coudure, sans oblitération ni rétrécissements, comme l'indiquent les faits signalés par Poncet (*Acad. de méd.* 1892) ; le plus souvent, cette infection est atténuée, elle déter-mine alors soit des contractures irrégulières de l'appendice et des déviations, soit les lésions décrites par Clado, par Pilliet et Siredey, lésions qui aboutissent à la sclérose et au rétrécissement.

La lithiase elle-même peut se développer parallèlement et peut-être du fait même de l'infection. Les recherches de Galippe nous le démontrent d'une façon péremptoire. Les calculs formés s'enclavent dans le canal appendiculaire, et déterminent la dimi-nution puis l'oblitération du calibre de l'appendice. Les altéra-tions pariétales qui produisent à leur tour soit un gonflement de la muqueuse, soit plus tardivement de la sclérose, arrivent au même résultat, à l'occlusion du canal appendiculaire. Il y a dès lors cavité close, et partant exaltation de la virulence, lutte entre l'organisme et les microbes ; si les microbes triomphent, il se fait des lésions péri-appendiculaires ; si l'organisme prend le dessus, la crise se calme, le malade guérit, ou tout au moins a fini sa crise d'appendicite. Mais il faut se méfier d'une telle guérison ; trop souvent en effet, les mêmes accidents se reproduisent un peu plus tard, et l'on ne saurait jamais considérer un malade atteint une fois d'appendicite comme totalement et définitivement guéri.

CHAPITRE V

Théorie de la stagnation (Reclus)
Rapports de l'entéro-colite muco-membraneuse avec
l'appendicite.

———

A la théorie du vase clos défendue par M. Dieulafoy, M. Reclus oppose la théorie dite de la stagnation. Cette théorie expliquerait l'exaltation de la virulence des microbes, non par le seul vase clos, « qui laisse de côté un beaucoup trop grand nombre d'appendicites, mais par la stagnation des liquides dans l'appendice, théorie plus compréhensive et qui englobe toutes les variétés d'appendicites ». L'auteur de cette théorie admet, comme M. Dieulafoy, que l'exaltation de la virulence des microbes dans le canal appendiculaire est le facteur essentiel de la pathogénie de l'appendicite, mais il pense que cette exaltation de virulence peut s'effectuer sans qu'il soit nécessaire d'invoquer la cavité close. Ainsi, pour M. Reclus, la stagnation des matières organiques dans le canal appendiculaire, suffit pour expliquer l'exaltation de la virulence des microbes. Cette stagnation serait vue à la position déclive de l'appendice, les matières n'en pourraient sortir, puisqu'elles ont à lutter contre la pesanteur ; aussi ces matières, mucus et pus, vont-elles stagner, se corrompre et la virulence des microbes s'exaltera.

M. Dieulafoy répond qu'il ne voit pas comment cette théorie pourrait se concilier avec les faits, très nombreux, où l'appendicite éclate dans un appendice à type remontant, alors, par conséquent, que toutes les conditions sont remplies pour éviter la stagnation et pour favoriser l'écoulement facile des liquides septiques. M. Reclus est étonné de cette objection et pense que M. Dieulafoy oublie que, lorsque l'appendice remonte ainsi, son embouchure dans le cæcum reste fixe ; il ne peut changer de direction et remonter sans qu'une coudure brusque se fasse qui oblitère sa lumière : « Nous avons alors, dit-il, l'emprisonnement des liquides, la stagnation à son maximum, et M. Dieulafoy le sait bien, puisque cette coudure est la cause peut-être la plus fréquente de son vase clos. »

Mais ce n'est pas seulement la déclivité ordinaire de l'appendice qu'invoque M. Reclus dans sa théorie ; c'est surtout la forme de l'organe « ce cæcum du cæcum, ce diverticule ouvert dans un diverticule, ce canal aveugle et anfractueux, souvent tordu, souvent coudé, souvent étranglé dans une gangue de néo-membranes et qui devient bientôt l'équivalent d'une *fistule borgne naturelle*, où les liquides stagnent et exaltent leur virulence ». Ce n'est évidemment pas autre chose que le vase clos, la théorie de la cavité close, telle que le soutient M. Dieulafoy.

Mais si l'on peut assez facilement réduire à une seule ces deux théories de la stagnation et du vase clos, on ne saurait avec la même facilité concilier leurs auteurs sur la question de savoir si oui ou non l'entéro-colite muco-membraneuse est toujours suivie d'appendicite.

Le 9 mars 1897, M. Dieulafoy faisait à l'Académie de Médecine une remarquable communication sur la lithiase intestinale.

L'auteur, à la fin de son discours, prenait à partie les chirurgiens et leur reprochait même de ne pas accepter ses vues théoriques sur l'appendicite, relativement à un point capital de la théorie, à savoir que l'appendicite serait une maladie primitive et non la suite de la propagation d'une inflammation colique à l'appendice. « La meilleure preuve, disait-il, c'est que dans cette maladie que je décris, type d'inflammation colique, on ne voit jamais survenir l'appendicite. »

M. Reclus a répondu par des conclusions contraires à celles déposées par M. Dieulafoy. Il paraît établir un lien très intime entre l'entéro-colite et l'appendicite, et cela par cinq observations d'entéro-colite, suivies, dans les mêmes conditions, d'appendicite. Il expose à ce sujet la théorie pathogénique de cette affection, théorie par laquelle il attribue à l'appendicite trois groupes de causes : 1° L'appendicite due à la présence de corps étrangers dans l'appendice ; 2° l'appendicite de voisinage provoquée par une entérite ou une entéro-colite; 3° l'appendicite succédant à un état général infectieux (Influenza), état qui provoque du côté de l'appendice une inflammation de la muqueuse. L'appendicite ne serait donc pas une maladie spécifique, mais bien l'aboutissant de toute une série d'infections.

M. Dieulafoy revient sur sa dernière communication, et déclare qu'il n'a pas affirmé que l'appendicite ne pouvait pas être consécutive à l'entéro-colite muco-membraneuse lithiasique. Mais, dans les cinq observations présentées par M. Reclus, il n'existe entre les deux maladies que des relations de coïncidence et non une relation de cause à effet. Après avoir réuni 7 à 800 observations authentiques, indéniables, de gens ayant eu l'entéro-colite muco-membraneuse, sans aucun accident appendiculaire, M. Dieulafoy croit pouvoir formuler l'assertion suivante : « L'appendice n'est pas la conséquence, elle n'est pas l'aboutissant des entéro-colites, elle n'apparaît, en pareil cas, qu'à titre d'exceptions, et ces exceptions sont relativement rares. »

Nous sommes donc, dit le professeur Dieulafoy, pour le moment, à la tête d'une statistique des plus imposantes, concernant 7 à 800 malades atteints depuis des mois et des années d'entéro-colite muco-membraneuse avec ou sans lithiase intestinale, et n'ayant jamais présenté les accidents de l'appendicite, « j'entends, l'appendicite vraie, et non la pseudo-appendicite ».

Quant aux observations signalées par M. Reclus, et qui rentrent dans le chapitre des exceptions, M. le professeur Dieulafoy s'étonne que ces exceptions ne soient pas encore plus nombreuses ; car l'entéro-colite et l'appendicite étant fonctions d'une même diathèse, il est surprenant de ne pas voir ces différentes manifestations se succéder plus souvent à intervalles plus ou moins éloignés chez le même individu.

Quoi qu'il en soit, il est intéressant, dit-il, de noter ces exceptions chaque fois qu'elles se produisent ; mais il convient également que « ces exceptions soient sévèrement passées au crible de l'observation, afin qu'elles n'aillent pas grossir indûment le bilan des cas exceptionnels ».

M. Reclus n'a plus cinq observations, mais seize, recueillies dans son entourage médical immédiat. Mais, quand le nombre de ces observations serait plus grand encore, il ne faudrait pas en conclure à la manière de M. Reclus. Ce n'est pas à dire que M. Dieulafoy, qu'appuie de son incomparable autorité. M. le professeur Potain, nie la possibilité du fait qui consisterait à observer quelques cas d'appendicites consécutives à l'entéro-colite. Mais, dit-il, tous ces faits ne sont que l'exception et ne sauraient prouver une relation évidente, obligée entre ces deux maladies.

On ne saurait, en effet, raisonnablement refuser à l'appendicite le droit de s'enflammer au contact d'une inflammation violente de l'intestin. On comprend qu'une appendicite puisse résulter de la propagation à l'appendice d'une inflammation partie du cæcum par exemple. On peut voir l'appendicite précédée pendant quelques jours des signes d'une inflammation intestinale, et, comme MM. Talamon et Brun l'ont remarqué, on peut voir l'entérocolite persister après la guérison d'une appendicite. Ainsi s'expliquent les appendicites, les perforations appendiculaires que l'on observe au cours de la fièvre typhoïde, de la dysenterie (Lewis, Stimson, Kinnicutt). Une observation de M. Reclus est bien démonstrative à ce point de vue : une malade, à la suite d'un lavement au sublimé, présente pendant plusieurs jours des signes violents d'une inflammation du gros intestin. Elle était guérie depuis huit jours de sa rectite, lorsque se manifestèrent des phénomènes douloureux dans la fosse iliaque, composant le cortège symptomatique de l'appendicite.

L'inflammation de l'intestin avait gagné l'appendice : l'appendicite succédait à la colite. Beaussenat a d'ailleurs réalisé expérimentalement cette variété d'appendicite en déterminant sur l'animal la colite par l'ingestion de substances irritantes.

Quoi qu'il en soit, jusqu'à plus ample informé, nous restons de l'avis de M. Dieulafoy : tous ces faits sont l'exception et l'on ne saurait établir entre l'entérocolite et l'appendicite une relation évidente de cause à effet. « Tel est le fait clinique, dit M. Dieulafoy, et, pour si étrange, pour si paradoxal que paraisse ce fait, il n'en faut pas moins l'admettre, car rien n'est plus brutal qu'un fait ».

CHAPITRE VI

Appendicite familiale ou héréditaire.

Des faits déjà nombreux rapportés à la Société de Chirurgie, et, surtout de la statistique de Roux (de Lausanne), qui sur 300 observations personnelles d'appendicite a relevé 40 fois °/₀ l'influence héréditaire, de ces faits, dis-je, il ressort que l'hérédité joue un rôle important dans l'étiologie de l'appendicite. Mais comment comprendre cette hérédité ?

M. Dieulafoy fait remarquer que, d'après ses observations personnelles, il lui a paru que cette hérédité s'observe surtout dans les familles où règnent la goutte, l'arthritisme, la gravelle urinaire et biliaire, si bien, dit-il, « que j'ai proposé de faire rentrer la lithiase appendiculaire dans le patrimoine de l'arthritisme et de la goutte ». « La lithiase appendiculaire s'élabore dans le canal appendiculaire, comme la lithiase urinaire dans le rein, comme la lithiase biliaire dans la vésicule biliaire, et il me paraît évident que cette nouvelle lithiase doit, elle aussi, prendre place dans les vices de nutrition étudiés par Bouchard. L'arthritisme, l'obésité, la lithiase biliaire, la goutte, le diabète, les lithiases rénale et appendiculaire, sont autant de manifestations possibles, héréditaires ou acquises de la même diathèse.

A l'appui de cette opinion, M. Dieulafoy cite de nombreux exemples, entre autres, celui d'un de ses élèves qui est parfois atteint de coliques néphrétiques ; son père était goutteux, son frère a succombé à une appendicite.

Nous avons perdu, dit-il, il y a peu d'années, un de nos collè-
gues, atteint de diabète, sa fille était morte d'appendicite.

« J'ai vu, en 1891, rue du Général-Foy, un enfant de douze
ans qui a succombé à une appendicite ; un de ses oncles avait été
emporté par la même maladie, et son père avait eu plusieurs attaques appendiculaires ».

Un certain nombre de faits, rapportés à la Société médicale des
Hôpitaux, par Faisans et par Rendu, et à la Société de Chirurgie
par Brun, Berger, Tuffier, Jalaguier, Quénu, plaident dans le
même sens.

Un des appendices qui a servi au professeur Dieulafoy pour
ses travaux, avait été enlevé par Routier à une jeune fille dans
la famille de laquelle trois personnes avaient été atteintes d'accidents appendiculaires.

M. Berger a opéré, il y a peu d'années, un homme d'un certain âge atteint d'appendicite ; deux ans plus tard, le fils de ce
monsieur était opéré d'appendicite par M. Segond.

Je connais une dame, dit M. Dieulafoy, qui depuis quinze ans,
est sujette à des rhumatismes et à des coliques hépatiques ; sur
ma demande, son fils a été opéré d'une appendicite calculeuse
par Routier.

Et encore : « J'ai été appelé il y a quelques mois auprès d'une
dame, âgée de soixante-douze ans, qui avait été prise brusquement d'une appendicite que je fis opérer par Routier : deux mois
plus tard, c'était le tour de sa petite-fille que je faisais opérer,
elle aussi, par Routier pour la même maladie ».

C'est le 22 janvier 1896, que Brun présentait à la Société de
Chirurgie un appendice iléo-cæcal, dont il avait pratiqué l'ablation
dans les conditions qui suivent :

Un homme de 40 ans environ était pris brusquement, dans la
nuit du 31 décembre au 1er janvier, de douleurs abdominales vio-
lentes, atroces, et de vomissements, d'abord alimentaires, puis
bilieux. Le Dr Faisans, appelé aussitôt, constata, à l'examen du

ventre, l'existence d'un point douloureux à la pression dans la fosse iliaque droite : il porta le diagnostic d'appendicite et demanda à M. Brun son avis. « Je vis le malade, nous dit M. Brun, dans la matinée du 1er janvier. Les vomissements avaient cessé, les douleurs abdominales spontanées avaient disparu ; il n'y avait pas de fièvre ; mais, à la palpation de la fosse iliaque, on constatait une contraction défensive de la paroi sans aucune tuméfaction. Bien que, trois jours plus tard, tous les symptômes eussent absolument disparu, nous fûmes d'accord, mon collègue Faisans et moi, pour proposer la résection de l'appendice (un frère du malade ayant succombé, il y a quinze mois, à une péritonite septique d'origine appendiculaire).

L'opération fut faite, et l'on trouva un appendice volumineux, turgescent, libre de toute adhérence, dans l'intérieur duquel se trouvaient trois boulettes de matières fécales. « J'ai pensé, ajoute M. Brun, qu'il y avait intérêt à présenter cette note, parce qu'elle me paraît répondre à une forme spéciale d'appendicite; l'appendicite familiale, dont il y aurait intérêt à rechercher les exemples pour en tirer des indications « au point de vue de la nature de la maladie et de son traitement ».

Mais ces exemples furent faciles à trouver, puisque le 24 du même mois, à la Société des hôpitaux, M. Faisans donnait lecture de six observations personnelles et de trois autres dues à M. Talamon.

Pour M. Faisans, l'appendicite familiale est loin d'être une exception, «puisque ces faits, dit-il, ont été observés dans l'espace de quelques mois seulement et dans la pratique d'un petit nombre de médecins et de chirurgiens ». Il est désormais incontestable, ajoute-t-il, que certaines familles sont particulièrement prédisposées à l'appendicite. Cet auteur ne croit pas devoir incriminer en pareilles circonstances « un vice d'hygiène commun », notamment une alimentation défectueuse, puisque ses malades avaient cessé de vivre en commun depuis un temps assez

long. Il se déclare nettement partisan de l'hypothèse émise par
M. Dieulafoy, de la lithiase arthritique favorisant le développement d'une véritable lithiase appendiculaire, à la manière de la
lithiase biliaire ou urinaire.

Dans une seule de ses observations, M. Faisans déclare que
cette pathogénie de l'appendicite par lithiase appendiculaire n'est
pas applicable.

L'appendice examiné pendant et après l'opération, ne contenait aucun corps étranger, aucun calcul. Il est vrai, dit-il, que,
comme la cavité de cet appendice se trouvait libre sur toute son
étendue, on pourrait admettre que des corps étrangers auraient
pu en ressortir, après y avoir provoqué l'inflammation de la muqueuse. Il est plus logique de penser qu'il s'agissait d'un cas
d'appendicite particulier, car les lésions de la muqueuse n'étaient
pas non plus celles que l'on rencontre habituellement ; « on
pourrait en conclure peut-être qu'il existe plusieurs variétés
d'appendicites au point de vue de la pathogénie et que l'explica-
tion de M. Dieulafoy, qui est certainement vraie dans le plus
grand nombre des cas, peut exceptionnellement se trouver en
défaut ».

M. Rendu ne tire pas de conclusion de ses observations ; il croit
que la théorie de la lithiase intestinale est fréquemment l'expression de la vérité, mais que toutes les appendicites ne relèvent
pas nécessairement de cette cause morbide.

M. Dieulafoy a prévenu l'objection lorsqu'il a écrit que toutes
les appendicites ne sont pas calculeuses, et « qu'il ne faudrait pas
croire que l'appendicite soit toujours associée à la diathèse arthritique ». « Que l'appendicite liée à la lithiase appendiculaire soit
d'origine arthritique et souvent familiale, d'accord, mais il faut
compter avec les appendicites non calculeuses, tributaires d'une
infection appendiculaire, ou intestino-appendiculaire comparable
à l'obstruction du canal cholédoque au cas d'infection cholédoco-
duodénale. Cette variété d'appendicite n'a rien à voir avec l'arthri-

tisme ou avec l'hérédité ». Donc, pour M. Dieulafoy, est seule héréditaire l'appendicite nettement placée sous la dépendance de la diathèse arthritique.

Eh bien ! M. Talamon n'admet pas la lithiase appendiculaire, et ne croit nullement à l'influence de la diathèse arthritique. Pour lui, « l'arthritisme est un état si vaguement compréhensif, qu'il est devenu, on peut le dire, le facteur commun de toutes les affections des classes moyennes de la société».

M. Talamon inclinerait plutôt à admettre la transmission ou la coexistence héréditaire dans une même famille de quelque disposition, malformation ou vice de développement congénital portant sur l'appendice, qui n'est en réalité lui-même qu'un vestige d'organe incomplètement développé.

La coïncidence, dit M. Talamon, de quelque autre malformation chez le malade, ou parmi les membres de sa famille, serait un argument en faveur de cette hypothèse. Cet auteur a noté cette coïncidence dans un des cas qu'il a observés. Chez un jeune homme de dix-sept ans, dont le frère était mort à seize ans, d'une appendicite perforante, et qui, lui-même, depuis l'âge de douze ans, avait eu huit crises d'appendicite à rechutes, de gravité variable, on constatait que la descente du testicule droit avait été très tardive, qu'elle ne s'était faite qu'à quatorze ans avec hernie d'une anse intestinale. D'autre part, la malformation congénitale avait existé non seulement chez lui, mais aussi chez son frère, mort antérieurement d'appendicite. Tous deux avaient présenté des adhérences préputiales assez prononcées pour nécessiter l'intervention de M. Marchand. Mais, quelle est cette malformation appendiculaire qui crée la prédisposition à l'appendicite ? M. Talamon croit pouvoir rapprocher les adhérences préputiales signalées tout à l'heure des adhérences filamenteuses qui reliaient chez son malade le tiers supérieur de l'appendice au cæcum. Ce n'est là, dit-il, qu'un rapprochement, et il est probable que les adhérences ne sont pas la seule cause prédisposante de l'appendicite

* 4

et que les malformations congénitales de l'appendice doivent être variables. « C'est aux chirurgiens à nous renseigner à ce sujet, comme ils nous ont éclairés sur la véritable nature des accidents de l'appendicite.

M. Hayem, qui, après Bouchard et Legendre, voit une relation entre certains états gastriques et l'appendicite, pense que la prédisposition à l'appendicite est léguée par les ascendants à leurs descendants avec leur état gastrique.

Ces formes familiales seraient assez rares si l'on en croit les faits réunis par Mlle Gordon dans le service de Broca. Sur 79 malades, elle n'aurait trouvé qu'un cas d'hérédité. Mais ces chiffres sont sujets à caution. D'une part, parce qu'ils sont recueillis à l'hôpital sur des enfants qui ont pu ne pas donner de renseignements suffisants ; d'autre part, parce qu'il s'agit d'enfants et que, leurs parents étant jeunes, les accidents diathésiques peuvent n'avoir pas eu le temps de se développer chez eux ; il ne faut pas oublier qu'au contraire Roux regarde l'hérédité comme intervenant dans 40 °/₀ des cas.

Dans un cas, bien que le malade fût guéri en apparence, Roux se décida à opérer, parce qu'un frère du malade avait succombé quinze mois auparavant à une péritonite péri-appendiculaire.

Ce rôle de l'hérédité est donc intéressant à noter au point de vue pratique ; c'est pourquoi nous avons cru bien faire de lui donner une place dans ce travail.

CONCLUSIONS

Nous venons de montrer combien est intéressant, au point de vue pratique, le rôle de l'hérédité dans l'appendicite, et nous avons passé en revue les diverses hypothèses émises pour expliquer cette influence héréditaire.

Nous avons cru bien faire de signaler les rapports qu'affirment quelques auteurs, et en particulier M. Reclus, entre l'entéro-colite muco-membraneuse et l'appendicite. Nous en rapportant à l'opinion de M. Dieulafoy, étayée sur une statistique de 800 cas, nous avons déclaré que tous les faits jusqu'ici produits en faveur de cette relation de cause à effet entre l'appendicite et l'entérocolite, que tous ces faits, disons-nous, constituaient des exceptions, exceptions prévues que l'on peut trouver encore plus nombreuses. Mais là n'est pas tout l'intérêt de la question, et nous pouvons dire que, pour expliquer la pathogénie de l'appendicite, trois théories sont en présence.

1° *Théorie de la colique appendiculaire* (Talamon).— Cette théorie est fondée sur la fréquence des concrétions calculeuses et des corps étrangers rencontrés dans l'appendice malade. Pour M. Talamon, la situation du cæcum, sa faible contractilité déterminent une stase des matières ; celles-ci sont massées dans l'ampoule cæcale et désagrégées, roulées en boulettes qui pénètrent dans l'appendice. Arrivées là, elles peuvent être tolérées, ou bien elles provoquent une contraction réflexe violente de la musculaire de l'appendice, *colique appendiculaire*, comparable à la colique hépatique. Si la contraction est suffisante, elle expulse le corps étranger ; le malade guérit ; si elle est insuffisante, le calcul reste enclavé, et une perforation ne tarde pas à survenir parce que les parois privées de leur vitalité par la compression des vaisseaux sur le corps étranger n'offrent plus aucune résistance à la pénétration des bactéries qui pullulent dans la cavité dilatée.

Cette théorie est aujourd'hui abandonnée. Le calcul n'est pas constant et ne se forme pas toujours en dehors de l'appendice (Rochaz, Thèse de Lausanne, 1895).

En admettant même que les calculs et les corps étrangers provenant du cæcum s'engagent dans l'appendice, le mécanisme invoqué par M. Talamon ne saurait être admis. Le calcul est le plus souvent libre, mobile dans la cavité purulente (Dieulafoy). Enfin toute une série de faits demeurent complètement inexplicables dans la théorie de M. Talamon ; ce sont ceux où on n'a noté la présence ni de corps étrangers, ni de calcul (Achard ; *Bull. Soc. méd. des Hôpitaux*, 1894, pag. 793).

2° *Théorie de la cavité close* (Dieulafoy). — M. Dieulafoy s'est élévé contre la théorie précédente, et pour lui le fait principal est la transformation de l'appendice en cavité close, soit qu'un calcul se forme, s'enclave à la base de l'appendice soit qu'il y ait coudure ou rétrécissement de l'appendice. Dans cette cavité close, les nombreux microbes contenus dans l'appendice s'exaltent, se répandent dans la cavité abdominale et déterminent des lésions de péritonite avec ou sans perforation.

Cette théorie s'appuie sur des expériences absolument démonstratives ; et toutes les objections qui lui ont été faites sont loin d'être recevables. Il n'en est pas moins vrai que l'oblitération de l'appendice, pour fréquente qu'elle soit, n'est pas constante, et que la théorie du vase clos n'est pas, par suite, applicable à tous les cas.

3° *Théorie de l'infection.*— On a été ainsi conduit à faire jouer à l'infection invoquée, déjà en 1892 par M. Poncet, le rôle principal. Nous avons vu que ce qui a soulevé toutes les protestations des auteurs contre la théorie de M. Dieulafoy, c'est l'absolu de cette formule : «L'appendicite est toujours le résultat de la transformation du canal appendiculaire en une cavité close ». Mais M. Dieulafoy parle d'infection, lorsqu'il dit : « Il s'agit en pareil cas d'une infection locale que les chirurgiens américains avaient nommée faute de mieux appendicite catarrhale » (*Acad. de méd.* 1896).

De ce qui précède, il résulte que l'appendicite est toujours le résultat d'une infection ; elle peut être de causes locales ; elle peut être produite par la propagation à l'appendice d'une inflammation de l'intestin, mais cela est rare ; enfin elle peut être de causes générales, manifestation locale d'une infection générale. L'appendice peut, en effet, recevoir par ses vaisseaux des éléments pathogènes puisés ailleurs, sur un autre point de la circulation. Le fait est vrai pour la tuberculose; ce qui est vrai pour le bacille de Koch peut l'être aussi pour les autres microbes pathogènes (Beaussenat; *Soc. anat.*, 1897).

INDEX BIBLIOGRAPHIQUE

ACHARD. — Infection du foie compliquant l'appendicite. Pathogénie des abcès aréolaires: Bull. et mémoires de la Société médicale des hôpitaux. 1894, pag. 793.

ADÉNOT. — Bull. de la Société de biologie. 1891.

ALBERS (de Bonn). — Inflammation du cæcum, traduit dans le journal l'Expérience. 1839.

ALBY. — Thèse de Paris. 1894.

AUGUST. — Appendicite récurrente. Bost. med. J. 22 février 1894.

BAMBERGER. — Wien. medic. Wochenschrift. 1853.

BARBACCI. — Lo sperimentale. 1891. N° 75.

BARIÉTY. — Des hernies de l'appendice cæcal compliquées d'appendicite. Thèse de Paris. 1895.

BARLING. — Appendicite ; analyse de 68 cas. British medical J., 22 avril 1893.

— Semaine médicale. 1892, pag. 307.

BAZY. — Soc. de chirurgie. 30 décembre 1896.

BENOIT. — Tuberculose locale chronique de la région iléo-cæcale. Th. de Paris. 1893.

BERGER. — Discussion sur l'appendicite. Société de chir. 1890 et 1892.

BERTHELIN. — Thèse de Paris. 1895.

BESNIER. — De la typhlite chez les enfants. Revue mensuelle des maladies de l'enfance. Paris 1888.

BIERMER. — Breslauer Œzttiche Zeitschrift. 1879.

BODARD. — Th. de Paris. 1844.

BLANC (Ed.). — Sur un cas de péritonite septique généralisée par gangrène de l'appendice iléo-cæcal. Accidents aigus d'occlusion. Laparotomie. Lyon médical. 1886. Tom. III, pag. 437.

BROCA. — L'anatomie du cæcum et les abcès de la fosse iliaque. Gaz. hebd. de médecine. Paris. 14 septembre 1888.

BLATIN. — Recherches sur la typhlite et la pérityphlite. Tom. IV. Paris. 1868.

BRUN. — Société de chirurgie. 1896. Presse méd. 1896.

BRYANT. — Perforation of the appendice vermiformis. Laparotomy. Boston med. and Surg. Jour. 1887. Tom. CXVI, pag. 33.

BRENNER. — Laparotomie dans la pérityphlite et résection de l'appendice vermiculaire. Wien. med. Wochenschrift. 1888.

BULL. — Observ. sur l'appendicite chronique à rechutes. New-York med. record. 18 mars 1893.

MAC BURNEY. — Appendicite récidivée ; appendicite aiguë. New-York surg. soc. 28 mai 1890.

— Nouvelle incision de la paroi abdominale pour l'extirpation de l'appendice. Annals of surg. 1894.

BURNER. — Mémoire sur l'inflammation chronique et les ulcères perforants du cæcum et de l'appendice iléo-cæcal. Gaz. méd. de Paris. 1837, pag. 438.

CABOT. — Appendicite avec rechute ; ablation de l'appendice dans l'intervalle des accès ; guérison. Bost. med. jour. 15 janvier 1891.

CHALLIOL. — De la résection à froid de l'appendice vermiculaire du cæcum dans les appendicites chroniques à répétition. Th. de Lyon. 7 décembre 1894.

CHANDELUX. — Typhlite et pérityphlite. Province médicale. 1889, pag. 49.

CHARNOIS. — Des hernies du cæcum compliquées d'appendicite. Th. de Lyon. 1894.

CLADO. — Congrès français de chirurgie. 1889.

— Société de biologie. 1892.

CLARKE et SMITH. — Ablation de l'appendice vermiforme pour des attaques répétées d'inflammation (Lancet, 3 mai 1890).

COHEN. — Deutsche medicinische Wochenschrift. 1896.

CORDEN. — Perityphlitis : J., americ. med. Assoc. Chicago. 1883. pag. 700.

CORDIER. — The amer. J of obst 1895. tom. II, pag. 571.

COURTOIS-SUFFIT. — Typhlite. Appendicite : Traité de Médecine, Charcot-Bouchard. tom. III.

CROUZET. — Perforation spontanée de l'appendice iléo-cæcal. tom. IV. Paris. 1864.

DAMAYE. — Thèse de Paris. 1895.

DANCE. — Répertoire d'anatomie et de physiologie. 1828.

DELORME. — Soc. de chir. 1896. pag. 344.

LE DENTU. — Académie de méd. 1896. 24 mars.
— Bull. et mém. de la Soc. de chir. 1896 et 1897.

DIEULAFOY. — Acad. de méd. 10 mars 1896.
— Presse médicale. 1896. pag. 121.
— Cours de la Faculté de médecine. 1895 et Bull. de l'Académie. 1896. pag. 271.

DIKON. — Laparotomy for inflammation of the vermi formis appendix. with ulcerative operation follawed by recovery. Americ. surg, Saint-Louis. 1888. tom. VIII. pag. 23.

DOCKWORTH (Dyce). — The Lancet. 1888.
— Removal by operation of a gangrenous appendix vermiformis containing a fæcal concretion . secundary laparotomy. Recovery. Brit. med. J. London. 1889, pag. 1347.

DUPLAY. — Semaine médicale. 1896.

DEAVER. — Appendicite chronique. med. news. 16 juin 1894.

DUPUYTREN. — Clinique chirurgicale. 1833. tom. III.

ELLIOT. — Perforation of the vermiform appendice causing an intra-peritoneal abcess. and general adhesive peritonitis. Laparotomy and drainage. Recovery (Boston med. and surg. Journ. 1888. tom. XVIII. pag. 92).

FAVRE. — Histoire des perforations spontanées de l'appendice iléo-cæcal. Th. de Paris. 1851.

FAISANS. — Société méd. des hôp. 28 fév. 1896.

FENWICK. — Perforation of the appendix vermiformis. The Lancet. London. 1884. tom. II. pag. 987.

FINNEL. — The significance of calcanous concretions in the vermiforme precess. Med. Record. New-York. 1869. pag. 69,

FITZ. — Perforating. inflammation of the vermiformis appendix, with special reference to its early diagnostic and. treatment. Amer. Journ. med. Sc. Phila. 1886. pag. 321. n° 184.
— The relation of. perforating inflammation of the vermiform. appendice to perityphlitic abcess. 12 mai 1888. pag. 505.

FORGET. — De la péritonite par perforation de l'appendice iléo-cæcal. Gaz. méd. de Strasbourg. 1853. pag. 321.

FOWLER. — New-York méd. J. 1893. 14 oct. pag. 434.

FRANKEL. — Wiener Klin. Woch. 1891. n°ˢ 13-15.

GAY. — Foreign body in appendix laparotomy, death. med. et surg. Report city Hosp. Boston. 1809. pag. 224.

GASTON. — Pathology, diagnostis and treatment of perforation of the appendice vermiformis. J. am. med. assoc. Chicago, août 1887. tom. IX, pag. 262, et 23 juin 1888, tom. X. pag. 777.

GANGOLFE. — Lyon médical. 1892.

GAUTHIER. — Quelques faits de corps étrangers de l'appendice cæcal simulant l'étranglement interne. 15 mars 1883. pag. 133.

LE GENDRE. — Discussion. Soc. méd. des hôp. 30 nov. 1894.

GOLUBOFF. — Médecine, 1896. nº 12.

GORDON (Mᵘᵉ). — Thèse de Paris, 1896.

GOULEY. — Perityphlitic abcess. due to perforation of the appendix vermiformis. Tr. med. soc. Vc. J. Albany, 1875, pag. 345.

GRISOLLE. — Histoire des tumeurs phlegmoneuses des fosses iliaques. Arch. gén. méd., 1839. Tom. IV, pag. 34.

LE GUERN. — Appendicite par corps étrangers. Thèse de Paris, 1893.

GUTTMANN. — Discussion du traitement de la pérityphlite. Soc. de méd. int. de Berlin. Janvier 1891.

HAYEM. — Soc. méd. des Hôpit. 1896, 28 février.

HEBERSHON. — Observations ou diseases of the alimentary canal. London, 1857.

HENROT. — Des pseudo-étranglements. Th. de Paris, 1865.

HERLIN. — Réflexions et observ. sur l'usage de l'appendice vermiforme. Journ. de méd. chir. et pharm., 1768. Tom. XXIX, pag. 321.

HODENPYL. — N. Y. med. J. 1896. Pag. 777-786.

ISRAEL. — Deutsche med. Woch. 1884. Pag. 253.

IVERSEN. — De l'appendicite et de son traitement. Deutsche med. Woch. Nº 12, 1891.

JACOBUS. — A case of perforation of the vermiform appendix général peritonitis. Laparotomy. Accident recovery. Med. record. N. Y. 1889. Pag. 117.

JACOB. — De l'appendicite. Thèse de Paris, 1893.

JALAGUIER. — Typhlite, pérityphlite et appendicite. Traité de chirurgie. Duplay et Reclus, tom. VI.

— Discussion. Soc. chir., 4 et 23 mai, 1892.

— Discussion. Soc. chir., 1896, pag. 66. Séance du 22 janvièr.

— Soc. de chir., 1895, pag. 465-467.

— Presse médicale, 1897, pag. 53.

— Mercredi médical, 1895, pag. 374.

Jayle. — Étiologie, pathogénie, diagnostic et traitement des appendicites. Presse méd., 6 janvier, 17 février, 25 août 1894.

Jeanselme. — Typhlite, appendicite. Manuel de méd. Debove et Achard. Tom. IV.

Jessop. — De la colique appendiculaire. Brit. med. Journ., 24 mars 1894.

Kraffh. — Revue méd. de la Suisse romande, 1892.

Kibber. — Laparotomy for syphilitis abcess, recovery. Med. record, tom. VII, 1888, pag. 633.

Klecki (De). — Annales de l'Institut Pasteur, tom. IX, pag. 710-736.

Kummel. — Traitement radical de la pérityphlite avec résection précoce de l'appendice vermiforme Arch. f. Klin. Chir., XL, 3, 1890..

— Recherches sur le traitement chirurgical de la pérityphlite à récidives. Arch. f. Klin. Chir., XLIII. 3, 1892.

— Traitement chirurgical de la pérityphlite. Deutsche med. Woch., 19, pag. 452, 1893.

— Guérison radicale de la pérityphlite. XIe Congr. intern, de méd. Rome. Mars-avril 1894.

— 19e Congrès de chir. allemande. Berlin, 1890.

— 67e Réunion des médecins allemands (Lubeck 1895).

Laveran. — Académie de Médecine, 1896.

— Soc. de Chir., 1897.

Lafforgue. — Cit. par Poncet. Acad. de méd., 1896.

— Des tumeurs primitives de l'appendice vermiculaire, thèse de Lyon, 1893.

Laruelle. — Etude bactériologique sur les péritonites par perforation. Revue « la Cellule », tom. V, 1er fascicule. Analyse in Journal des connaissances médicales, 1887, pag. 369.

Lannelongue. — Blessure. Maladie de Gambetta ; obs., autopsie. (Gaz. hebd. de médecine et de chirurgie, 1883. N° 3, pag. 33).

Lebert. — Anat. path. 1861 ; tom. II, pag. 231 et 313.

Legueu. — Bull. de la Soc. anatomique. 1891 ; tom. XV. 1895. Monographie sur l'appendicite, publiée le 1er mai 1897.

Lennender. — Sur l'appendicite, relation de 68 cas opérés à la clinique d'Upsal, de sept. 1888 à juillet 1893. (Nordeskt. méd. Arkiv. 1893).

Leudet. — Recherches anatomo-pathologiques et cliniques sur l'ulcération et la perforation de l'appendice iléo-cæcal (Arch. gén. méd. 1859, tom. XIV, pag. 129).

Leyden. — Ueber lin. Fall. von. perityphlitis durch. perforation des processus vermiformis ; opération. Berlin (Klin. Woch, 1889. pag. 689).

Letulle. — Des perforations aiguës de l'intestin grêle (Presse méd. 1895).

Loison. — Contribution à l'étude pathogénique et thérapeutique de l'appendicite ulcéro-perforante (Revue de chirurgie 1895 tom. XV, pag. 1-25).

Louyer-Villemay. — Observ. pour servir à l'histoire des inflammations de l'appendice du cæcum (Archiv. génér. médic. 1824, pag. 246).

Macaigne. — Cité par Monod (Soc. de chir. 15 déc. 1895. Thèse de Paris. 1892.

Malespine. — Observ. pour servir à l'histoire de l'appendice vermiculaire (Arch. g. méd. 1843, tom. X, pag. 23).

Mariage. — Intervention chirurgicale 'dans les inflam. péri-cæcales (Th. Paris, 1891).

Mathieu. — Discussion (Soc. méd. hôp. 30 nov. 1894).

Maurin. — Essai sur l'appendicite et la péritonite appendiculaire, (Th. de Paris, 1890).

Ménière. — Arch. de Méd., 1828.

Mélier. — Mémoire et observ. sur quelques maladies de l'appendice cæcal. Y. gén. méd. chirurg. et pharm., 1827.

Merling. — Anat. path. de l'appendice cæcal, traduit in Journ. l'Expérience, 1838, n° 22.

Métivier. — Journ. de méd. et de chir., 1759, t. X.

Millard. — Onze cas de guérison de la pérityphlite par le traitement médical. Soc. méd. hôp., 23 novembre 1894.

Monod. — 22 cas d'appendicite : Remarques sur le diagnostic et le traitement. 8e Congrès fr. de chir., Lyon, 1894.

— Société de chir., 1895, pag. 499.

Monks. — Bost. med. and surg. Journ., juin 1890.

Morris. — De l'appendicite. Bost. med. J., 8 février 1894.

Morton. — Pathologie et traitement des affections de l'appendice vermiforme. Americ. med. ass., 8 mai 1888.

Moizard. — Discussion. Soc. méd. des Hôp., 20 novembre 1894.

Murphy. — De l'appendicite, 141 observ. personnelles. XVe Congrès de méd., Rome, mars-avril 1894.

NIMIER. — De l'intervention chirurgicale dans les phlegmasies consécutives aux affections de l'appendice iléo-cæcal. Arch. méd.,
Paris, 1887 (juillet).

NOYES. — Transec. of the Rhode. Island. med. Soc., 1882.

NICAISE. — Revue de chirurgie, 1896.

PAGE. — The lancet, 1894.

PANAS. — Acad. méd., 1896.

PAULIER.— Contribut. à l'étude de la typhlite et de la pérityph., thèse,
Paris, 1875.

PEARCE GOULD. — Soc. chir. de Londres, 6 mars 1891, et Semaine
méd., 11 mars 1891, pag. 91.

PIARD.— Des suppurations à distance dans l'appendicite, thèse de Paris,
1896.

PILLET et COSTE. — Étude sur l'appendicite folliculaire (Bull. de la Soc.
anat., 1895, pag. 19 et pag. 27).

PONCET. — Trois opérations : 2 tardives, 2 morts ; 1 à la 42ᵉ heure.
Succès (Acad. méd. 1892).

—   In thèse de Challiol (Lyon, 1894).

PORTER. — Bost. med. and. surg. J., 1891. Nº 14, pag. 3 et 325.

POTHERAT. — Appendicite (Rev. gén. de clin. et thérap. Nº 27, 1892).

POZZI. — Académie de méd., 1890-1896.

—   Soc. de chirurgie, 1896-1897.

QUÉNU. — Société de chir., 1892, 1893, 1895. pag. 538.

RECLUS. — Des appendicites (Rev. de chir., octobre, 1890).

—   Traitement des appendicites (Sem. méd., 6 août 1890).

—   Mercredi méd., (5 novembre 1890).

—   Gazette des hôpitaux, octobre 1890.

—   Clinique chir. de la Pitié, 1894.

—   Discussion (Soc. de chir., 1890, 1892, 1893, 1895, 1896).

—   Acad. de méd., 1896, 1897.

RENDU. — Discussion (Soc. méd. des hôp., 7 décembre 1894, 1896.

RICARD. — Typhlite, pérityphlite et appendicite (Gazette des hôpitaux,
Revue gén., 7 février 1891).

ROCHAZ. — Thèse de Lausanne, 1895.

ROGER et JOSUÉ. — Recherches expérimentales sur l'appendicite (Rev.
de méd., 1896).

—   Soc. méd. des hôp., 1896. Nº 4, pag. 79).

ROUTIER. — Sem. méd., 1891, pag. 337.

— Bull. et mém. de la Soc. de chir., 1895.

— Discussion (Soc. de chir., 1896, pag. 436 et 437).

DE ROUVILLE (G.). — Appendicite expérimentale (Presse méd., 1896).

— Soc. de Biologie, 7 novembre 1896, pag. 868.

ROUX. — Congrès français de chir., 5 novembre 1895.

— Revue méd. de la Suisse rom. Septembre-octobre-novembre, 1896, pag. 121.

SAHLI. — Congrès de Munich, 1895.

SANDS. — Laparotomy for perforation of the vermiforme appendice two cases (N.-York. med. Journ. 1888, tom. XLVII, pag. 197 et 607).

SENN. — De l'appendicite (Journ. of the Amer. med. asso., novembre, 1889).

— De l'appendice oblitérante (Journ. amer. med. ass., 24 mars, 1894).

SIREDEY ET LEROY. — (In Presse méd. du 9 janv. 1897).

SMITH. — The appendice vermiformis ; its functions, pathology and treatment (Am. journ. med. assoc., Chicago, 1888, tom. X, pag. 707).

TALAMON. — Typhl. et append. (Méd. modern. 15 juin 1890-1892).

— Append. et pérityphl. (Bibl. Charcot-Debove, 1892).

— (Soc. méd. des hôp., 1896 et Presse méd., 1896, pag. 88).

— Typhl. aiguë perforante (Bull. soc. anat., mars 1882 et Progrès méd., décembre 1882. Soc. anat. 1882).

VAUVERTS. — (Soc. anat., 1896, pag. 281).

WITH. — La péritonite appendiculaire (Congr. de Copenhague, 1884, tom. II, pag. 133).

VOLZ. — Sur l'ulcération et la perforation de l'appendice occasionnées par des corps étrangers. Traduct. (Gaz. méd. de Paris, 1843, pag. 527).

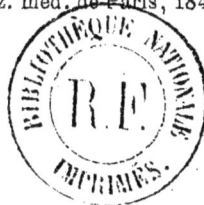